Vroni Hottiger

ABC

der Ehe

Impulse von A bis Z für jeden Lebensabschnitt

Adonia

«Geben Sie nicht auf, wenn die Ehe nach 14 Tagen kein Flitterwochenflair zeigt, wenn gute Vorsätze sich in der Luft auflösen, wenn plötzlich alles nach Arbeit riecht. Glauben Sie daran, dass Ihr gemeinsames Bemühen Erfolg hat, dass Sie die Partnerschaft verbessern können, und glauben Sie fest daran, dass Gott jeden Ihrer Schritte auf Ihren Partner zu segnet.»

Reinhold Ruthe

www.adonia.ch

Lektorat: Adonia Verlag
Satz: David Hollenstein
Coverbild: istockphoto.com

ISBN 978-3-03783-088-8

Vroni Hottiger
Christliche Lebensberaterin, Primarlehrerin. Siehe www.motivationsseminare.ch.

Inhaltsverzeichnis

So lesen Sie dieses Buch

Dieses Buch ist nicht dazu gedacht, dass Sie vorn beginnen und es bis zum Ende durchlesen. Beginnen Sie bei dem Stichwort, das Sie gerade am meisten interessiert. Am Ende jedes Themenblocks finden Sie eine Liste mit Stichwörtern, bei denen passend weitergelesen werden könnte.

Auf www.motivationsseminare.ch/download finden Sie Arbeitsblätter zu diesem Buch.

Vorwort von Elisabeth Kemmler

Ja, damals! Da gab es noch in jedem Haushalt einen medizinischen Ratgeber. Da konnte man nachschlagen, welche Krankheit rote Flecken anzeigen könnte, was man tun soll, dass man nicht krank wird, und was getan werden soll, wenn es einen doch erwischt. Ganz hinten gab es noch einen Anhang, wie Kinder auf die Welt kommen, wie man sie pflegt, und ein paar rechtliche Anweisungen zum Ehe- und Familienleben als Vorbeugung und Behandlung.

Heute sagt uns das alles Google, bis in alle Details. Dazu gibt es Buchläden voller Beziehungs- und Ehebücher – viele aus der großen Welt von Amerika. Sie alle wollen helfen, damit eine eheliche Beziehung gelingt. In jedem Buch findet man sich selbst irgendwie ein bisschen, denn wir sind ja alle Frauen und Männer.

Und jeder will als Unikat verstanden und doch in eine Gemeinschaft eingebettet sein.

Ehe heute ist nicht gleich Ehe damals. Die gesellschaftlichen, kurzlebigen Normen bestimmen auch eine Ehebeziehung in ihrer Differenziertheit. Die einen starten ihre Reise in die Ehe wohl vorbereitet durch eine Anzahl Ehebücher, Google-Downloads, mit persönlichen Informationen von erfahrenen Reisenden oder einem Ehevorbereitungskurs. Andere packen den Ehekoffer und schauen mal, was da zu zweit auf sie zukommt und wie.

Vroni Hottiger hat als Ehefrau, Mutter, Schwiegermutter und Großmutter schon manchen Reiseabschnitt erlebt. Sie hat gemerkt, dass eine Ehe ohne Vorbereitung und regelmäßige Neuorientierung vielleicht das Schönste verpasst. Oder man bleibt irgendwo mühsam stecken und findet den mit vielen Träumen und Vorstellungen geplanten Weg nicht oder nicht mehr. Mit großer Sorgfalt begleitet sie Menschen in der Hoffnung, dass die Ehereise gelingt. Aus all diesen Erfahrungen ist nun ein Reiseführer für das große Abenteuer im weiten Land der Ehe entstanden, für alle Stadien, die eine lebendige, auf Langzeit angelegte Ehe durchläuft. Das ABC der Ehe ist aber nicht nur eine Anleitung, es ist eine Schatzgrube von selbsterlebten Möglichkeiten, eine Ehegemeinschaft zu bauen, sie zu erhalten und sie wachsen zu lassen. Dazu kommt ein großes themenbezogenes Wissen durch das Studium in Seelsorge und Psychologie und durch Erkenntnisse aus eigenen Beratungen und Schulungen im Beziehungsbereich. Das Buch ist nicht einfach eine Wikipedia-Seite zum Thema «Ehe», wo alles fachlich so gut wie möglich glaubwürdig erklärt wird, sondern eher ein Nachschlagewerk für Kopf, Herz und Sinneserleben. Von A bis Z, von Authentizität bis zur Zärtlichkeit, von Stürmen im Leben zu zweit und der Kunst des Vergebens und vielem mehr, was eine dynamische Ehe ausmacht. Besonders hilfreich wird in den einzelnen Kapiteln die Ermutigung zum Erkennen der eigenen Persönlichkeitsstruktur und der eigenen christlichen Wertenormen betont, die als Ehepotenzial die Ehe tragen und zugleich die Ehegemeinschaft zum Auftrag an andern Menschen zurüstet. Eingängige Zitate und viele Beispiele bereichern das ABC der Ehe! Die Stichworte und die darunter aufgelisteten Hinweise zu ähnlichen Themen machen das Lesen spannend und horizonterweiternd.

Ist es deshalb ein Fachbuch für Eheseelsorge? Ja und Nein! Es enthält keine Zurechtweisungen, sondern praktische Anstöße für ein «learning by doing», damit es vom Verlust, zum Beispiel der Kommunikation, wieder zur Lust kommt, verheiratet zu sein!

Durch das ganze ABC der Ehe zieht sich der Hoffnungsstreifen einer gelingenden Ehe, die auf Respekt, Würde, Glauben, Vergebung und Dankbarkeit füreinander aufbaut. Nicht zu kurz kommt das Spielerische – auch bis ins Alter –, der Humor und die immer wieder durchbrechende Fröhlichkeit und Verliebtheit – dies bleibt gleich, eben wie damals!

«In einer Ehe soll man sich immer wieder neu verlieben,

aber immer in denselben Menschen» sagt ein weises englisches Sprichwort.

Dazu will dieses ABC der Ehe dienen: als «Herz- und Handbuch» für die herausfordernde, aber nicht auslöschbare Liebe zweier Menschen.

Elisabeth Kemmler

A und O

Alpha und Omega, Anfang und Ende, aber auch Start und Endziel basieren auf bewussten Entscheidungen. Für viele Paare beginnt das verbindliche Zusammenleben mit der Heirat. Eine intensive und spannende Kennenlernphase geht damit in einen neuen Abschnitt über. Das Paar entscheidet sich, gemeinsam durchzustarten. Meistens wird ein großes Fest mit Familien und Freunden gefeiert, die ihnen zusammen mit dem Pfarrer den Segen mit auf den Weg geben.

Am Anfang stehen auch Träume. Werden diese wirklich wahr? Wenn man sich realistisch den Entwicklungen des Lebens stellt und daran wächst, helfen uns Träume auf Kurs zu bleiben.

Die folgenden Fragen vergisst man manchmal zu stellen, aber sie helfen uns auf der Reise unseren Kurs immer wieder neu zu bestimmen:

- Wohin will ich persönlich oder wohin wollen wir als Ehepaar?
- Wie wollen wir unsere Beziehung gestalten?
- Setzen wir Ziele für unsere Partnerschaft oder leben wir einfach miteinander drauflos?
- Genießen wir, was wir gemeinsam haben, und denken nicht allzu viel an morgen oder höchstens über die nächsten paar Jahre nach?
- Welche Einstellung haben wir zu unserem Leben?
- Haben wir Träume für unser Leben? Welche möchten wir konkret umsetzen? Wie und wann?

Spätestens jetzt entscheidet nicht mehr jeder allein. Es gilt sich abzusprechen, aufeinander Rücksicht zu nehmen, aber auch Ressourcen zusammenzulegen, um gemeinsam etwas Größeres erreichen zu können:

- Wo setzen wir unsere Prioritäten? In welchen Bereichen investieren wir uns und wo engagieren wir uns zusammen?
- Noch ist die geistige und seelische Entwicklung nicht abgeschlossen. Wo und wie wollen wir uns weiterbilden und entwickeln?

Es lohnt sich, über diese Fragen nachzudenken und eigene Antworten zu suchen. Man kann sie persönlich ausformulieren und sie als eigene Richtlinien festhalten. Natürlich ist es einfacher sich erst einmal treiben zu lassen und einfach auszuprobieren – ganz nach Lust und Laune. Es ist auch einfacher, wenn man sich daran orientiert, was gerade «in» ist. Man schaut, wie es andere machen. Oft werden auch einfach Verhaltensweisen der Eltern in die eigene Ehe kopiert – weil man es so gewohnt ist.

> « ***Anfang und Ende, aber auch Start und Endziel basiert auf einer bewussten Entscheidung.***

Aber wir haben das Geschenk und die Verantwortung des freien Willens bekommen! Wir leben in einer privilegierten Kultur und Gesellschaft, in der vieles möglich ist. Es liegt an uns, dass wir positiv und kreativ unser Leben und unsere Ehe gestalten. Wir entscheiden selbst, wie stark wir als Team werden.

Wir haben als Partner die Pflicht, uns gegenseitig über unseren seelischen Zustand zu informieren. So wird aus dem ICH und DU ein WIR. Nicht als krankhafte Symbiose, sondern als eigenständige Persönlichkeiten, die zusammen fast unbegrenzte Möglichkeiten entwickeln und umsetzen können.

A und O hat aber auch einen biblischen Bezug: Am Anfang und

am Ende des eigenen Lebens und auch des Ehelebens steht Gott, der nicht nur Schöpfer ist, sondern auch als Vater, Führer und Sinngeber für das Lebens steht.

*Passend dazu: *All-inclusive *Entscheidung *Glaube *Selbstwert *Team *Verantwortung *Werte *X *XXL *Ziele setzen*

All-inclusive

Die Liebe aus Gott (Agape) umschließt alle anderen Erscheinungsformen der Liebe. Sie ist die Kraftquelle, die auf allen anderen Wegen zum Herzen des Partners durchdringt. Agape ist die uneigennützige, wohlwollende Liebe, eine Liebe von göttlicher Qualität. Die Agape, die Liebe aus Gott – oder man könnte auch sagen: durch Gott und mit Gott – gibt unseren Liebesbemühungen Auftrieb.

Agape-Liebe ist …
… Gottes uneingeschränktes Ja zu mir als Person.
… Gottes «Ich liebe dich bedingungslos.»

Eros-Liebe würde lauten: «Ich liebe dich, WEIL du so …» und «Ich liebe dich, SOLANGE du …». Erotische Liebe ist menschlich. Da stehen die eigenen Wünsche im Zentrum. Im Neuen Testament wird von der Agape-Liebe gesprochen, die allein Gott und den Mitmenschen in der Mitte hat. Da werden wir um unserer selbst willen geliebt, einfach weil wir da sind.

Wer auf die Agape, die Kraftquelle der göttlichen Liebe, zurückgreifen kann, wird auch da noch lieben können, wo das natürliche Liebesreservoir erschöpft ist. Sie gleicht der schenkenden Liebe, die nichts erwartet und für den anderen da sein will. Sie ist eine Widerspiegelung der göttlichen Liebe.

In Gott und durch Gott sind wir in der Lage, eine reife und ganzheitliche Liebe zu geben, die dem Partner und uns selbst im weitesten Sinne gerecht wird.

Reinhold Ruthe hat das treffend in der Grafik «Modell der Liebe» dargestellt:[1]

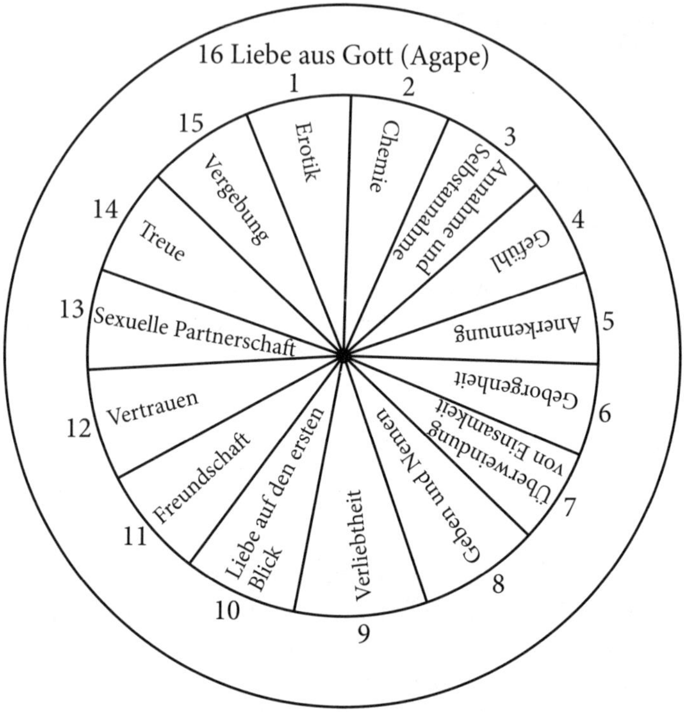

1. Erotik

Seelische Liebe der Geschlechtlichkeit, leidenschaftliche Hingabe. Ich liebe dich, weil du so bist und solange du da bist.

2. Chemie

Liebe ist auch Chemie, hat mit Hormonen und chemischen Substanzen zu tun, die unsere Körperfunktionen über die Nervensysteme steuern.

3. Annahme und Selbstannahme

Ich kann den anderen nur lieben, wenn ich mich selbst annehme. Unsinnige Suggestionen führen zu Selbstwertstörungen, vergiften die Liebe. Selbstüberforderung ist das Gegenstück der Selbstabwertung.

4. Gefühl

Tiefe Gefühle können eine wahre und edle Liebe widerspiegeln. Sie können aber auch der Ausdruck einer gewaltigen Täuschung sein. Gefühle sind unzuverlässig und wetterwendisch. Gefühle sind Werkzeuge, die von unseren Vorstellungen und Gedanken benutzt werden. Sie sind Mittel und Zweck, die meine Wünsche und Bedürfnisse in der Liebe unterstützen.

5. Anerkennung

Ohne Anerkennung verkümmert der Mensch. Anerkennung besteht in Komplimenten, Bestätigungen, Ermutigungen, Zuspruch, herzlichen Gefühlen, im Zuhören. Sie fördert die Lebendigkeit, regt die geistige Tätigkeit an und hat einen wohltuenden Einfluss auf das Gesamtbefinden.

- Wer anerkennen kann, bereichert die Ehe.
- Wer Anerkennung und Bestätigung verweigert, nimmt der wahren Liebe eine wesentliche Ausdrucksform.
- Wer anerkennen kann, liebt seinen Partner.
- Wer bestätigen kann, weckt beglückende Gefühle in ihm. Wer ermutigen kann, stabilisiert sein Selbstwertgefühl.
- Wer aufrichtige Komplimente machen kann, verstärkt die gegenseitige Liebe.

6. Geborgenheit

Liebesfähigkeit spiegelt ein hohes Maß an Geborgenheitsgefühl wider. Der Mensch fühlt sich sicher, geborgen, zuhause. Die Geborgenheitsbedürfnisse für die Ausreifung der Liebe und Liebesfähigkeit werden durch die Mutterliebe angeregt. Nähe und Distanz spiegeln die Erfahrung mit Geborgenheit in der Familie wider. Eine Ehe braucht beides, wenn auch zu verschiedenen Zeiten. Wer in seiner Kindheit Geborgenheit und Zufriedenheit, Wärme und Wohlbefinden erfahren hat, bringt ein wesentliches Element der Liebesfähigkeit in die Partnerbeziehung mit.

7. Überwindung von Einsamkeit

Der Mensch ist auf Gemeinschaft angelegt. Nähe, Vertrauen und Kontakt sind das Gegenteil von Einsamkeit. Die klammernde Liebe, die den Stempel der Einsamkeit trägt, kann dem geliebten Menschen die Luft zum Atmen nehmen, kann ihn einengen und kontrollieren.

8. Geben und Nehmen – Ein ergänzendes Zusammenspiel:

- Der eine will sich beschützen lassen, der andere will beschützen.
- Der eine will sich bemuttern lassen, der andere will bemuttern.
- Der eine will sich verwöhnen lassen, der andere will verwöhnen.
- Der eine will Fürsorge geben, der andere Fürsorge nehmen.
- Der eine ist initiativ, der andere lässt sich mitziehen.
- Der eine ist aktiv, der andere passiv.
- Der eine handelt, der andere lässt sich behandeln.
- Der eine entscheidet, der andere lässt entscheiden.

Solche ergänzende Gegensätze suchen sich und finden sich. Dahinter stecken tief verwurzelte Muster.

9. Verliebtheit

Liebe ohne Verliebtheit ist wie eine Suppe ohne Salz. Verliebtheit gibt der Liebe etwas Berauschendes. Der Verliebte sieht die Dornen nicht, er ist nur vom Duft der Rose hingerissen. Das Gefühl bestimmt die Richtung und seine Idealvorstellung kann zeitweise weit von der Wirklichkeit entfernt sein. Sexuelle Anziehung und Begeisterung sind lebensnotwendig, beinhalten aber nie die Liebe in ihrer abgerundeten Form. Verliebtheit ist Liebe im Keimzustand.

10. Liebe auf den ersten Blick

Faszination und Begeisterung mobilisieren große Kräfte. Unsere geheimen Wünsche fördern die gegenseitige Anziehung und sind ein Ausdruck unserer Liebe.

> **« Die Agape, die Liebe aus Gott, durch Gott und mit Gott, gibt unseren Liebesbemühungen Auftrieb.**

11. Freundschaft

Mein Partner ist mein/e beste/r Freund/in. Das bedeutet Gleichwertigkeit. Freundschaft meint den ganzen Menschen: Füreinander da sein, gegenseitig Verantwortung übernehmen und einander treu sein.

Vertrauen ist die Basis der Freundschaft und beide bringen Verständnis füreinander auf. Sie respektieren sich, haben gemeinsame Interessen und Hobbys. Sie stehen rückhaltlos füreinander ein und sind bereit, zusammen Problemlösungen zu finden.

12. Vertrauen

Ich kann dem anderen trauen, ich kann mich auf ihn verlassen, ich wage es, mich ihm zu öffnen.

Vertrauen mit angeknüpften Bedingungen wird zum Handel. Vertrauen ist ein Wagnis und ein Vorschussangebot. Ich liebe dich mit Fehlern und Schwächen, ich akzeptiere dich wie du bist – und du brauchst nicht perfekt zu sein.

13. Sexuelle Partnerschaft

Je glücklicher und harmonischer die seelisch-geistige Beziehung ist, desto beglückender wird der sexuelle Austausch erlebt. Die Liebe bejaht auch die Lust, die aber nicht im Zentrum steht.

Liebe ist auch sexuelle Partnerschaft. Liebe bedeutet Einswerden. Sie sucht nicht Befriedigung, sondern Begegnung.

14. Treue

Treue ist eine Haltung, eine Gesinnung, ein Versprechen. Sie bleibt eine lebenslange Aufgabe. Treue und Wahrhaftigkeit gehören zusammen. Treue hängt mit «sich trauen» und «vertrauen» zusammen. Zwei Menschen, die sich Treue versprechen, suchen Wege, wenn Spannungen und Krisen sich einschleichen. Sie brechen nicht aus, sondern suchen gemeinsam eine Lösung. Treue und Geborgenheit gehören zusammen.

15. Vergebung

Die Vergebung sorgt dafür, dass das Rad der Liebe sich wieder dreht. Wer vergibt, zieht einen Strich unter die Vergangenheit, streckt die Hand zur Versöhnung aus, investiert Vertrauen und ermöglicht einen Neuanfang. Wer vergeben kann, reicht seinem liebsten Menschen die Hände, er legt den Grundstein für neues Vertrauen und lebt eine ganzheitliche, reife Liebe.

Reife Liebe liebt den anderen – wie er ist und nicht, wie er sein sollte. Reife Liebe bejaht sich mit allen Mängeln und allen Eigenarten, fühlt sich wertgeschätzt und kann darum den Partner achten und schätzen.

*Passend dazu: *A und O *Ehrlichkeit *Gefühle *Glaube *Gleichwertigkeit *Klima der Liebe *Liebe *Paarpower *Selbstwert *Sexualität *Treue *Vergebung*

Authentisch

Authentisch bedeutet echt, vom Verfasser stammend, als richtig erwiesen, zuverlässig. Manchmal werden auch die Begriffe Transparenz, Kongruenz oder auch Offenheit und Ehrlichkeit verwendet. Eine authentische Aussage ist unverfälscht.

Halbwahrheiten oder Sarkasmus (die böswillige Form von Ironie) haben in der Ehe keinen Platz. Sie verunsichern und vergiften die Beziehung.

> « ***Halbwahrheiten oder Sarkasmus (die böswillige Form von Ironie) haben in der Ehe keinen Platz.***

In einer guten Beziehung kann eine ironische Bemerkung liebevoll gemeint sein, um eine wiederholt angespannte Situation aufzulösen und beide zum Schmunzeln zu bringen.

Wer sich gegenseitig verspricht jederzeit ehrlich und authentisch zu sein, baut gegenseitiges Vertrauen und Sicherheit auf. Aufrichtig zu sein ist viel schwieriger, jedoch in jedem Fall nachhaltiger.

*Passend dazu: *Ehrlichkeit *Humor *Offenheit *Respekt *Täuschung *Verantwortung *Werte*

Balance

Alle Menschen haben drei psychische Grundbedürfnisse, von deren Befriedigung ihr Lebensglück abhängt. Nur wenn diese Bedürfnisse erfüllt werden, sind wir leistungsfähig, ausgeglichen und können unser Potenzial entfalten.

1. Selbstbestimmung: Selbstständig entscheiden können und die eigenen Interessen und Ziele verfolgen.
2. Kompetenz: Die Fähigkeit wirksam zu handeln und Herausforderungen zu bewältigen.
3. Zugehörigkeit: Man akzeptiert und schätzt sich und fühlt sich mit wichtigen Bezugspersonen verbunden.[2]

Das angestrebte Maß der drei Punkte ist unterschiedlich und individuell. Je besser das jeweilige Bedürfnis befriedigt wird, desto höher ist das Wohlbefinden der Person, sodass über einen längeren Zeitraum Stabilität einer Beziehung garantiert ist. Am glücklichsten sind diejenigen Menschen, die gleichermaßen selbstbestimmt handeln und etwas bewirken können und die sich anderen Menschen zugehörig fühlen.

- Wie findet man die richtige Balance in seinem Leben?
- Hat man dies je erreicht, oder ist es ein immerwährendes Suchen und Finden in den verschiedenen Lebensphasen?

In jedem Paar steckt eine Menge Weisheit und Kreativität, mit der eine Ehe zu einem Unikat werden kann.

Das Konzept der Polarität von Hans Jellouschek gibt noch zusätzliche Denkanstöße für die Gestaltung:

- Autonomie ← → Bindung
- Verantwortung selbst übernehmen ← →
  Verantwortung an den andern delegieren
- Geben ← → Nehmen (emotional und materiell)
- Tiefe der Begegnung ← → Leichtigkeit der Begegnung
- Zweisamkeit, starke Paargrenzen ← →
  Mit anderen sein, durchlässige Paargrenzen
- Initiativ sein, führen ← →
  Eher abwartend sein, sich anschließen
- Gemeinsam wirtschaften, Betonung von WIR ← →
  Getrennte Rechnungen, Betonung von ICH und DU
- Sich den Erwartungen aus der Umwelt anpassen ← →
  Sich an eigenen Bedürfnissen orientieren

« Jeder Mensch hat ein Recht darauf nach einem anstrengenden Arbeitstag oder einer überfüllten Woche müde zu sein.

Es geht nicht darum, dass das Pendel immer wieder von einem Pol zum anderen schwingt. In einer glücklichen, erfüllten Beziehung kommen jeweils wechselnd beide Pole vor. Mit dem Vorschlag, die Pole wechselseitig zu besetzen, ist häufig eine persönliche Entwicklungsherausforderung verbunden. Dem einen Partner fällt eine Rolle oft leichter als dem anderen. So können beide voneinander profitieren und lernen.[3]

Entspannung und Arbeit gehören zusammen. Jeder Mensch hat ein Recht darauf nach einem anstrengenden Arbeitstag oder einer überfüllten Woche müde zu sein. Jeder Mensch hat Anrecht auf Entspannung. Heute ist wohl das Wort «chillen» oder «einfach mal nichts tun» passender.

*Passend dazu: *Beziehung *Chillen *Feiern *Freiheit *Freude *Humor *Qualitätssicherung *Rituale *Xàbia *Zeit finden*

Bewertung

Jeder Mensch bewertet Dinge des Lebens unbewusst und in Sekundenschnelle. Meist geschieht dies unbewusst. Genauso schnell sind Bewertungen und Urteile auch wieder vergessen.

Manchmal werden durch diese Bewertungen ganze Gedankengebäude errichtet. Es kann sogar vorkommen, dass sich Festlegungen und Verurteilungen einnisten, die sich dann hartnäckig verstärken können und mit dem eigenen Minderwertigkeitsgefühl verkoppelt kaum auflösen oder korrigieren lassen. Daraus kann es zu irrationalen Machtkämpfen kommen, die nicht nur selbstverletzend und einschränkend sind, sondern auch im Umfeld als verletzend wahrgenommen werden.

> **« Es lohnt sich, diesen einschränkenden Paradigmen und tieferliegenden Überzeugungen auf die Spur zu kommen.**

Es lohnt sich, diesen einschränkenden Paradigmen und tieferliegenden Überzeugungen auf die Spur zu kommen. Helfen kann ein beratendes Seelsorgegespräch oder eine Supervision, die heute von vielen gut ausgebildeten Beratern angeboten werden. Sie helfen, unsere blinden Flecken und eingeschlichenen Lebenslügen zu entdecken. Dadurch wird unser Lebensraum erweitert und gewinnt an Qualität für uns selbst und auch für unsere Beziehungsfähigkeit allgemein und in der Ehe.

*Passend dazu: *Beziehung *Entscheidung *Gefühle *Gespräche *Lebensstil *Paradigmen *Reframing *Selbstwert *Täuschung*

Beziehung

Beziehung ist mehr als ein loser Kontakt, oberflächliche Begegnungen oder unverbindliche Dates. Es ist eine Verbindung zweier Menschen, die in wechselseitigem Verhältnis verbindlich miteinander den weiteren Lebensweg gehen wollen. Diese Verbindung beginnt mit der Faszination am anderen und dem Wunsch ihn näher kennenzulernen. Es entwickeln sich ein reger Austausch und ein Glücklichsein. Das Bedürfnis nach körperlicher und seelischer Nähe wächst.

Freundschaftliche Beziehungen basieren meist auf gemeinsamen Interessen oder Überzeugungen. Wir verlieben uns hingegen auch in jemanden, von dem wir wegen unserer Ergänzungsbedürftigkeit fasziniert sind. Das heißt, wir suchen unbewusst das Puzzlestück, das perfekt zu uns passt. Das, was wir am Anfang meistens am Partner bewundern, wird sich später oft als Gegensätzlichkeit bemerkbar machen. Diese Themeninhalte können dann als herausfordernd und/oder störend empfunden werden.

> « ***Freundschaftliche Beziehungen basieren auf gemeinsamen Interessen oder Überzeugungen.***

Beziehung muss gelebt werden. Es darf nicht nur darüber gesprochen werden. Der «besprochene» und «gelebte» Anteil innerhalb der Paarbeziehung soll in einem Verhältnis von etwa 1 : 3 (reden : tun) sein.

Tiefe Beziehung beinhaltet echte Intimität. Echte Intimität meint Freundschaft, Nähe, Gemeinschaft, Vertrautheit, Teilhabe an Freud und Leid und körperliche, sexuelle Beziehung. Tiefe Beziehung meint Liebe, die alle Aspekte beinhaltet und zwei Intimpartner miteinander verbindet.

Wird innere Bindung und echte Begegnung in der Beziehung vermisst, hat es vermutlich damit zu tun, dass wir dauernd auf Achse sind und jeder für sich oder auch wir zusammen als Paar von Termin zu Termin eilen und uns zu wenig Zeit für Ruhe und Zweisamkeit gönnen. Ständige Unternehmungen lenken ab und verhindern echte Begegnung mit tiefer, innerer Beteiligung.

Trotzdem ist es wichtig, dass ein Paar sich nicht allein in der Zweierschaft einigelt. Dies kann nie zu einer dauerhaften und erfüllten Liebesbeziehung führen.

Biochemie: Das Rätsel der Liebe

Forscher ergründen das Geheimnis des Begehrens und Sich-Verliebens – und finden erstaunliche Erklärungen. Doch die «Liebesformel» wurde noch nicht entdeckt. Eine Studie über glückliche Paare nach 30-jähriger Ehe formuliert folgende Geheimtipps:

1. Positiv über den Partner denken
2. Sie zählen fast ausschließlich positive Eigenschaften des Partners auf und bewerten schlechte Erinnerungen als vergessen und unwesentlich.
3. Kein Multitasking beim Wälzen von Paarproblemen
4. Gemeinsame und neue Hobbys
5. Gemeinsam Zeit verbringen
6. Sich regelmäßig gegenseitig die Liebe zusprechen oder durch kreative Aufmerksamkeiten ausdrücken
7. Regelmäßig Sex haben, auch wenn die Anziehung nicht immer gleich stark ist
8. Glücklich sein
9. Gewissheit, Sicherheit und Vertrauen
10. Leidenschaft

11. Dem Partner Freiraum zugestehen

Beziehungs-Checkup

- Wie geht es uns gerade?
- Was erleben wir in unserer Beziehung als positiv? Was als negativ?
- Wie soll unsere Ehe in 2, 5, 10 Jahren aussehen?
- Welche Ziele wollen wir setzen? Alte Ziele festhalten? Neue festlegen?
- Was möchten wir positiv verändern in unserer Ehe? Im Umgang miteinander?
- Was können wir für unser «Wir» vermehrt tun?

*Passend dazu: *A und O *Authentisch *Beziehungskiller *Freunde *Gespräche *Interaktion *Jahreszeiten der Ehe *Kommunikation *Paarpower *Sprachen der Liebe *Team*

Beziehungskiller

Beziehungskiller sind feindselige Reaktionsmuster. Sie zerstören die Gemeinschaft, untergraben die Harmonie und bringen die Partner gegeneinander auf. Dazu gehören Neid, Eifersucht, Zorn, Wut, Bitterkeit, Angst, Misstrauen, Verantwortungslosigkeit und Schweigen.

Beziehungskiller sind erkannte und unerkannte, bewusste und unbewusste, gewollte und ungewollte, negative und destruktive Einstellungen. Wir erkennen ihre versteckten Motive nicht. Viele Muster haben wir schon mit der Muttermilch eingesogen.

> **« *Viele Muster haben wir schon mit der Muttermilch eingesogen.***

Die Frage stellt sich, wozu ich diese Muster verwende. Welche Zielabsichten sind dahinter verborgen? Was folgt meiner Erwartung nach darauf? Ich versetze mich in den anderen hinein:

- Was stört ihn?
- Was verletzt ihn?
- Was macht ihn wütend?

Ich bitte den Partner mir bei der Suche nach den versteckten Motiven zu helfen. Dabei sollen Vorwürfe und Anklagen vermieden werden. Es ist sehr wichtig, diese tief verwurzelten Umgangs- und Empfindungsmuster kennen zu lernen, sodass sie nicht mehr das Zusammenleben erschweren müssen.

*Passend dazu: *Bewertungen *Durchsetzungsmuster *Eifersucht *Entscheidung *Gefühle *Liebe *Herkunftsfamilie *Paradigmen *Selbstwert *Verantwortung*

Chancen

Als Chance wird eine günstige Gelegenheit oder ein Glücksfall bezeichnet, aber auch die Aussicht, bei jemandem durch Sympathie Erfolg zu haben. Es gibt unzählige Chancen im Leben. Manchmal erkennen wir sie nicht, lassen sie ungenutzt oder aber wir ergreifen sie. Sogar Krisen werden oft zu Chancen für unser eigenes Leben oder für unsere Partnerschaft.

Mein freier Wille ermöglicht mir, mich zu entscheiden und zu wählen. Ich muss nicht unbedingt auf eine Überforderung oder eine Ungerechtigkeit in Selbstmitleid versinken oder mich einmauern. Sehe ich sie als überwindbar an und traue ich mir zu sie zu bewältigen, wird sie zur Chance für mein Leben.

> « ***Als* Chance *wird eine günstige Gelegenheit oder ein Glücksfall bezeichnet, aber auch die Aussicht, bei jemandem durch Sympathie Erfolg zu haben.***

Aussagen wie «Jede Kritik birgt die Chance einer kostenlosen Beratung» oder auch «Jedes Feedback bietet eine Chance» haben ihre Gültigkeit. Ich bewerte und entscheide, ob es für mich von Bedeutung ist oder wie ich es in mein Leben integrieren will.

*Passend dazu: *Durststrecken *Entscheidungen *Gespräche *Krisen *Qualitätssicherung *Lösungen finden *Paradigmen *Ziele setzen*

Charakter

Unter Charakter versteht man traditionell die persönlichen Kompetenzen, die die Voraussetzung für ein moralisches Verhalten bilden. In früheren Generationen war es erstrebenswert, einen festen/starken Charakter zu haben. Tolle Charaktereigenschaften werden heute weniger thematisiert. Sie erscheinen mir hier aber doch erwähnenswert. Charakterstärke ist heute kaum mehr gefragt. In unserer heutigen Gesellschaft ist es erlaubt, ungeniert so zu sein, wie man will. Toleranz und den anderen «leben lassen, wie er eben ist oder sein will» ist angesagt. Für ein dauerhaftes Zusammenleben lohnt es sich aber, über die wertvollen Charaktereigenschaften nachzudenken und dazuzulernen.

« ***Der Charakter wurde durch das Umfeld geprägt und durch die schöpferische Gestaltung des einzelnen Menschen gewählt und verfestigt.***

Es geht um mehr als die Wesensarten des Einzelnen. Es geht um seine Gesinnung und Haltung, um ihn als ganzen Menschen sowie um Kennzeichen und Festigkeit. Charakterzüge wie Treue, Konstanz und Beständigkeit, Gradlinigkeit, Zielstrebigkeit, Pünktlichkeit und Zuverlässigkeit gehören dazu.

Das Temperament eines Menschen ist angeboren. Der Charakter hingegen wurde durch das Umfeld geprägt und durch die schöpferische Gestaltung des einzelnen Menschen gewählt und verfestigt.

Zur Qualität einer Ehe gehört das reflektierende Dazulernen und an seinem Charakter zu arbeiten. Es gibt für jeden von uns gleichermaßen Annehmlichkeiten wie Unannehmlichkeiten, die wir lieber nicht verändern wollen. Wird der Leidensdruck stärker, lohnt es sich doch genauer hinzuschauen und zu analysieren, welche tieferliegende Logik dabei eine Rolle spielt. Welche Erwartungen und Absichten des Tuns und Lassens stecken dahinter?

Es geht auch um die eigene Rolle, meine Individualität, mein Temperament und meine Person als Ganzes. Wir nehmen einander so wahr, wie der andere Charakter lebt und sich uns gegenüber verhält.

Es geht um die äußere und innere Wesensart und um die Prägung. Oft fallen uns erst nach und nach Eigenheiten auf, die nervend und unverständlich sind und die das glückliche Zusammenleben einschränken.

*Passend dazu: *Einheit der Persönlichkeit *Identität *Lebensstil *Paradigmen *Persönlichkeitsstruktur *Selbstwert *XXL*

Chillen

Chillen ist «in». Chillen tut gut und entspannt. Chillen belebt eine Beziehung! Früher hätte sich kaum einer gewagt sich ungeniert zurückzuziehen oder sich zu verabschieden, wenn noch anstehende Arbeit und Pflicht warten. Denken und Bewertungen ändern sich! Wertvolle Oasen durch Chillen bereichern das Leben!

> **« *Chillen belebt eine Beziehung!***

*Passend dazu: *Feiern *Freiheit *Freude *Rituale *Sprachen der Liebe *Überraschungen *Xàbia*

Dankbarkeit

Es ist fatal, die Liebe, die Zuwendung, die Fürsorge seines Partners als selbstverständlich und gegeben hinzunehmen. Diese Dinge sind nicht selbstverständlich! Oft kommt man sogar auf die Idee immer neuere, extravagantere und teurere Liebesbezeugungen zu erwarten. Das grenzt manchmal sogar an absurdes Denken.

Dankbarkeit drückt sich durch Taten aus. Ein dankbares Herz neigt nicht vorschnell zu überhöhten Erwartungen an den Partner. Eine Atmosphäre der Dankbarkeit in einer Ehe bewirkt weit mehr als das Training des positiven Denkens.

Dankbarkeit schließt die Selbstverständlichkeit aus. Ich selbst erschrecke oft, wenn ich mich ertappe, wie Kleinigkeiten im Miteinander meine Stimmung beeinflussen. In diesen Momenten fehlt mir die Sicht auf die vielen gemeinsamen Jahre und erfüllende Lebensphase mit dem gleichen Partner und den vier wunderbaren Söhnen.

« Eine Atmosphäre der Dankbarkeit in einer Ehe bewirkt weit mehr als das Training des positiven Denkens.

Wie kann ich mich doch freuen, dass wir noch immer eine Familie sind und dass auch die erweiterte Familie mit Schwiegertöchtern und sogar Enkelkindern dazu gehören. Und jeder hat eine Arbeit, ein Zuhause, alle leben mit ihren Partnern im christlichen Glauben und stehen mit beiden Beinen im Leben.

Ist es nicht mehr als überdurchschnittlich, 35 Jahre an der Seite desselben Menschen Höhen und Tiefen durchlebt zu haben? Vertrauen, das sich gefestigt hat, Geborgenheit, die erlebbar ist, ein wunderbarer Schatz!

Meine Biografie mit meinem Mann ist ein Kapital. Und jeden Tag erlebe ich noch Neues, Spannendes und Bereicherndes. Grenzen und Herausforderungen werden im zunehmenden Alter wieder vermehrt zu bewältigen sein, doch auf dem aufgebauten Grundstein des Lebens bleibt die Zuversicht bestehen.

*Passend dazu: *A und O *Gebet *Glaube *Treue *Vergebung *XXL*

Durchsetzungsmuster

Wie wir als Menschen reagieren, ist sehr verschieden. In der Ehe entwickeln wir eine bestimmte Interaktion. Meistens gelingt das Zusammenspiel. Dennoch kommt es immer wieder zu Frontenbildung, ja sogar zu Pattsituationen. Ob es gelingt, uns daraus zu lösen, hängt nicht zuletzt mit unserer Kreativität zusammen. Es gibt aber auch bestimmte Durchsetzungsmuster, die wir oft unbewusst anwenden. In schwierigen Situationen haben alle diese Muster noch Steigerungspotenzial.

1. Rechtfertigung: sich für eigene Mängel entschuldigen
2. Aufmerksamkeit: sich in die Mitte stellen
3. Macht: überzeugt, kraftvoll auftreten
4. Rache: abrechnen, heimzahlen, entwürdigen, verletzen
5. Selbstaufgabe: sich distanzieren, sich zurückziehen, einsam und allein sein, aufgeben

Am Verhalten wird deutlich, wie stark die eigene Mut-Reserve und das Selbstvertrauen sind, mit denen wir uns der Herausforderung stellen.

> **« *In der Ehe entwickeln wir eine bestimmte Interaktion.***

Es steht in direktem Zusammenhang mit meinen eigenen Lebenszielen. Ist mein Selbstwert groß, meistere ich solche Angriffe auf meine Person viel leichter. Wenn ich mich unsicher fühle, ist mein Selbstwert eher klein.

*Passend dazu: *Bewertungen *Beziehungskiller *Eifersucht *Lebensstil *Machtkämpfe *Perfektionismus *Rache *Selbstwert*

Durststrecken

Durststrecken gehören zu jedem gemeinsamen Weg. Der Wille zum Durchhalten ist heute leider nicht mehr sehr groß und überhaupt nicht mehr selbstverständlich.

> *« Paare können sich gegenseitig stützen.*

Belastend können chronische Krankheiten oder Unfälle, aber auch Arbeitslosigkeit oder plötzliche Beziehungsschwierigkeiten sein.

Manchmal können sich Paare gegenseitig stützen. Vielleicht ist aber auch Hilfe von außen nötig, von Freunden oder sogar von einer professionellen Beratung. An solch schwierigen Situationen muss man nicht zerbrechen. Es ist sogar möglich, dass man gestärkt aus einer Krise heraustreten darf.

*Passend dazu: *Bewertungen *Chancen *Selbstwert *Stürme des Lebens *Team *Treue *Vogelperspektive *Yes, we can*

Ehrlichkeit

Ehrlichkeit und Vertrauen gehören zusammen. Dies bedeutet, dass sich keine Misstrauenssamen in unsere Beziehung einschleichen sollten, die langsam aber stetig unsere Beziehung vergiften. Mein Beitrag kann sein, dass ich meine Unsicherheit anspreche und meine Gedanken und Gefühle klar formuliere. Wir Menschen sind meistens gute Beobachter, aber oft schlechte Interpreten!

> « ***Wir sind gute Beobachter, aber oft schlechte Interpreten!***

*Passend dazu: *Authentisch *Bewertung *Entscheidung *Gespräche *Kommunikation *Offenheit *Täuschung *Werte*

Eifersucht

Das Denken des Eifersüchtigen kreist um sich selbst. Eifersucht nagt und frisst sich ein. Sie bewirkt eine berechtigte Abwendung des anderen und erreicht damit genau das Gegenteil von dem, was man sich heimlich wünscht: nämlich den Partner stärker an sich zu binden.

Der Partner mag zwar der Auslöser für diese Gefühle sein, den Nährboden dafür aber bereiten wir selber. Und zwar in Form eines angeknacksten Selbstwertgefühls.

> « ***Das Denken des Eifersüchtigen kreist um sich selbst.***

Praktische Tipps gegen Eifersucht:

- Wenn dich das Eifersuchtsgefühl überkommt, dann versuche diesen Zustand sofort zu erkennen und dagegen zu manövrieren. Das Schlimmste, was dir in dieser Situation passieren kann, ist, dass dich das Eifersuchtsgefühl überwältigt und du nicht mehr klar denken kannst und vom Gefühl bestimmt wirst. Das wiederum führt oft zu negativen Aktionen deinerseits und oftmals auch zu irreversiblen Schäden in der Beziehung.
- Wenn du also merkst, dass sich ein Gefühl der Eifersucht in dir bildet, dann mache sofort gedanklich «einen Schritt zurück», atme tief durch bis in deinen Bauch und werde dir wieder bewusst, woher dieses Gefühl wirklich kommt (z.B. aus der Kindheit) und wer dafür verantwortlich ist (du!).
- Es kann helfen, kurz die Augen zu schließen und dabei zu

versuchen, die Schultern, den Nacken und die Gesichtsmuskeln zu entspannen. Körperliche Entspannung ist der Schlüssel und die schnellste Methode, um solchen Gefühlen (das gilt übrigens nicht nur für Eifersuchtsgefühle, sondern auch für jede andere «negative» Emotion) den Garaus zu machen.

Sage dir an diesem Punkt innerlich: «Ich weiß, wer ich bin. Ich kenne meine Stärken und ich weiß auch, was mein Partner an mir hat. Es gibt keinen Grund, eifersüchtig zu sein!» Danach versuche deine Atmung bewusst zu vertiefen und dich gleichzeitig (wie oben beschrieben) zu entspannen. Noch einmal: Entspannung ist DIE schnellste Methode, um Eifersuchtsgefühle zu bekämpfen bzw. erst gar nicht entstehen zu lassen.

*Passend dazu: *Authentisch *Durchsetzungsmuster *Gefühle *Lebensstil *Machtkämpfe *Paradigmen *Rache *Selbstmitleid *Selbstwert *Täuschung*

Einander kennenlernen

Anregende Fragen für einen Austausch (Tipp: Jeder wählt fünf Fragen, über die er sprechen möchte.):

1. Was wünsche ich mir für die Arbeit oder den Beruf?
2. Was wünsche ich mir allgemein?
3. Was ist mein größter Traum?
4. Wie sieht mein Traumjob aus?
5. Wo finde ich zurzeit Erfüllung?
6. Was begeistert und motiviert mich?
7. Was macht mir zurzeit Angst und Sorgen?
8. Wo habe ich in letzter Zeit bei mir ein Unvermögen gespürt oder bin ich an meine Grenzen gekommen?
9. Was kann ich überhaupt nicht ausstehen?
10. Was wäre für mich eine größere Katastrophe?
11. Welche Ereignisse liegen vor mir? Wie denke ich darüber?
12. Welche persönlichen Verbesserungen möchte ich in meinem Leben erreichen?
13. Wie löse ich am liebsten Probleme?
14. Worüber bin ich am traurigsten?
15. Vor welchen medizinischen Problemen habe ich Angst?
16. Was war mir besonders peinlich?
17. Drei Menschen, die mir viel bedeuten!
18. Menschen, die ich sehr als Vorbilder bewundere.
19. Mein geheimer Ehrgeiz und wie ich ihn auslebe.

20. Wie bewerte ich die Gesprächskultur in unserer Ehe? Am Anfang? In der letzten Zeit? Erst kürzlich?
21. Was ich an dir so schätze!
22. Meine speziellen Bedürfnisse in der Ehe?
23. Zu welcher Tageszeit habe ich am liebsten Sex?
24. Was macht mich sexuell an?
25. Über welches Geschenk würde ich mich am meisten freuen?
26. Mein Lieblingsessen? Mein Lieblingsrestaurant?
27. Wie gestalte ich meinen Urlaub am liebsten?
28. Meine Stärken und Schwächen?
29. Womit könnten wir unsere Beziehung vertiefen?
30. Wie könntest du mir deine Liebe so zeigen, dass ich mich von dir über alles geliebt fühle?
31. Was würde meinen Liebestank füllen?
32. Welche Hoffnungen, Sehnsüchte und Wünsche habe ich?
33. Wie verbringe ich am liebsten einen freien Abend? Wie ein Wochenende?
34. Welche Sportart mag ich am liebsten?
35. Gibt es eine gemeinsame Sportaktivität für uns?
36. Meine Lieblingsfilme – meine liebste Fernsehshow?
37. Wie können wir gemeinsam chillen?
38. Wie möchte ich am liebsten beruhigt werden/herunterfahren?
39. Welches sind meine prägendsten Kindheitserfahrungen?
40. Welche Erlebnisse lassen mich noch heute schmunzeln?
41. Was war meine schlimmste Erfahrung in der Kindheit?

Einheit der Persönlichkeit

Dieser Begriff spielt nicht nur in der Individualpsychologie eine wichtige Rolle, sondern auch im Bereich der Partnerschaft. Die ganzheitliche Betrachtungsweise einer Person hat sich erst im letzten Jahrhundert durchgesetzt. Leib, Seele und Geist sind eine Einheit. Nicht der Mensch hat eine Seele, er ***ist*** Seele. Er hat nicht einen Leib, er ***ist*** Leib. Die Einheit dieser Persönlichkeit ist sein «Bewegungsgesetz», sein «Lebensstil», sein «Lebensplan» – ein Zusammenspiel von Denken, Fühlen, Handeln und allgemein ausgedrückt das SEIN.

Wir stehen in einem Interaktionsverhältnis mit uns selbst, vergleichbar mit einem Ursache- und Wirkungsprinzip. Vieles ist uns dabei unbekannt und geschieht nach unbewussten Abläufen.

> « ***Wir denken und handeln nach unserer inneren Logik und unseren bewussten und unbewussten Zielerwartungen und Absichten.***

Wir dürfen uns immer wieder fragen: «Was drücke ich mit meinem Lebensstil aus?» Wir denken und handeln nach unserer inneren Logik und unseren bewussten und unbewussten Erwartungen und Absichten. Durch therapeutische Seelsorge können unsere Motive und Prägungen aufgedeckt werden. Dabei geht es nicht allein um Problembewältigung, sondern auch um ressourcenorientiertes Erarbeiten, das zum selbständigen Weiterwachsen anleitet. Dazu braucht man unter Umständen auch einen Coach.

Ich möchte ein paar Beispiele anfügen, die auf psychosomatische Störungen oder ganz einfach auf lebenserschwerende

Denk- und Verhaltensmuster hinweisen, die seelische Zusammenhänge haben können.

- Schmerzen und Verspannungen im Nackenbereich deuten oft auf Lasten hin, die mit zu hohen Ansprüchen an sich selbst oder zu hohen Ansprüchen des Umfeldes verknüpft sind.
- Abwehrmethoden: Verdrängung, Projektion, Eifersucht, Ängste, Vorurteile usw. Wir kaschieren damit unsere Überzeugungen und Bewertungen, um sie nicht selbst verantwortlich zu leben.
- «Schuldgefühle sind die guten Absichten, die wir nicht haben.» (Alfred Adler)
- Gefühle sind allgemein Werkzeuge und Indikatoren unseres innerseelischen Erlebens. Wir können sie verdrängen, aktiv werden oder sie hinterlassen eine innere Ruhelosigkeit.
- Neurosen sind Fiktionen, Einbildungen, sich selbst eingeredete Gedanken, oft auch Selbsttäuschungen. Diese persönliche Logik ist vorwiegend unbewusst.
- Depressiven fehlt es an Sinn und Ziel und, wenn sie etwas erreicht haben, oft auch das Suchen nach einer neuen Herausforderung. Sehen Sie wieder ein erstrebenswertes Ziel, seien Sie begeistert und mobilisieren Sie in freudiger Erwartung alle ihre Kräfte, es zu erreichen.

*Passend dazu: *Gefühle *Herkunftsfamilie *Identität *Lebensstil *Paradigmen *Persönlichkeitsstruktur *Selbstmitleid *Selbstwert*

Entscheidung

Wir entscheiden uns sehr oft, und zwar jeden Tag mehrere Male. Vieles läuft automatisch ab. Es ist uns gar nicht bewusst, welche Motive und Beweggründe uns dabei beeinflussen. Es lohnt sich, von Zeit zu Zeit das eigene Handeln nach solchen tieferliegenden Überzeugungen und Logiken zu hinterfragen. Damit meine ich nicht, sie grundsätzlich in Frage zu stellen. Sie müssen nicht unbedingt falsch und negativ sein. Sie können aber gegebenenfalls korrigiert werden und verändern dann unsere Entscheidungen oder – anders ausgedrückt – unsere Zielabsichten und das entsprechende Verhalten. Es ist von unschätzbarem Wert, sich oder auch einander durch solche Zwiesprachen besser kennenzulernen und zu verstehen, warum und mit welcher Zielabsicht das Gegenüber so entscheidet und reagiert.

- Wie lautet mein Lebensziel?
- Was will ich erreichen?
- Was will ich damit bezwecken?
- Bei welchen Zielen sind wir uns in unserer Ehebeziehung einig?
- Wie können wir unsere Partnerschaft stärken?
- Wozu müsste ich mich dann vorrangig entscheiden?
- Wie sähe dies praktisch aus?
- Wofür möchten wir uns engagieren?

Zu den gemeinsamen Aufgaben gehören auch die Absprache und die Entscheidung über die Familienplanung.

Wir können uns entscheiden, dass wir in unserer Liebe wachsen wollen. Wenn die Liebe in der Partnerschaft wachsen soll, müssen unsere Gefühle, unsere Erotik und unsere Sexualität von der Agape-Liebe aufgefrischt, bereichert und durchdrungen werden.

Die Agape-Liebe ist in erster Linie eine Gesinnung, eine Willensentscheidung, die Gott schenkt: Ich will dich lieben, ich werde dich lieben, ich werde zu dir stehen, und zwar in guten und herausfordernden Zeiten.

Die Gottesliebe darf nicht mit gefühlsmäßiger Liebe verwechselt werden. Sie hat mit Sympathie zu tun. Die gefühlsmäßige Liebe wird als «Eros» bezeichnet. Der Eros bleibt Ich-bezogen. Er will haben und genießen. Die Agape-Liebe erfüllt sich im Verschenken bis hin zur Selbsthingabe.

Liebe will nicht haben, Liebe will beglücken.

Liebe respektiert die Bedürfnisse des Gegenübers.

Liebe will bereichern und nicht in erster Linie bereichert werden.

> « ***Wir können uns entscheiden, dass wir in unserer Liebe wachsen wollen.***

Mein Verhalten ist immer zielgerichtet und es setzt immer eine Entscheidung voraus. Ich tue nichts zufällig, auch wenn mir die Absichten nicht vollends bewusst sind.

Selbst wenn ich unzählige Ausreden finde, dass ich etwas nicht kann oder nicht *will.* Das Nichtkönnen-Wollen verläuft oft unbewusst.

- **Ich** kann, wenn ich will.
- Ich **kann**, wenn ich will.
- Ich kann, **wenn** ich will.
- Ich kann, wenn **ich** will.
- Ich kann, wenn ich **will**.

Wer nicht kann, versteckt sich hinter unüberwindlichen Schwierigkeiten, die er selbst vor sich aufbaut:

Ich kann nicht,
- weil die Erbanlagen schuld sind.
- weil die Eltern meinen Selbstwert zerstört haben.
- weil die eheliche Situation völlig verfahren ist.
- weil meine Resignation mich völlig gelähmt hat.

Ehepaare, die nicht können,
- trauen sich nichts zu.
- schieben Entschuldigungen vor.
- wollen keine Opfer für Veränderungen bringen.

Selbst wenn wir uns mit Pessimismus vollgesogen haben, wenn der Glaube an die eigenen Fähigkeiten gering ist, können wir uns erfolgreich verändern:
- wenn wir wollen,
- wenn wir beginnen,
- wenn wir die Probleme in Angriff nehmen.

Ein Neubeginn in einer Ehe ist jederzeit möglich. Auch einem Paar, das in einer verfahrenen oder distanzierten Beziehung steckt, kann eine professionelle Hilfe und Begleitung vor erneuten Enttäuschungen konstruktive Anregung geben. Vorab müssen aber beide Teile bereit sein diesen anstrengenden Weg gehen zu wollen, um wieder Lebendigkeit in ihrer Liebe zu finden. Das Paar benötigt ausgereifte Kommunikationsfähigkeit und Selbstwahrnehmung.

*Passend dazu: *Bewertung *Lösungen finden *Offenheit *Qualitätssicherung *Reframing *Selbstwert *Ziele setzen*

Feiern

Die Qualität unserer Ehe kann durch bewusstes Feiern erhöht werden. Mit Feiern meine ich auch gewisse gemeinsame Zeiten zu verbringen. Man kann das mit einem Konto vergleichen. Wenn ein Konto ausgeglichen sein soll, müssen immer wieder Einzahlungen getätigt werden. Solche Einzahlungen auf das «Ehe-Konto» können folgende Aktivitäten sein:

- Anstoßen mit intensiverem, liebevollen sich «In-die-Augen-sehen»
- Körperberührung, eine herzliche Umarmung
- kulinarische Verwöhnung
- Candle-Light-Dinner
- ein romantischer Spaziergang
- ein Wellnesserlebnis
- Aromaölmassage
- schweigend ein knisterndes Kaminfeuer beobachten
- Duftkerzen anzünden
- sich eine DVD zusammen ansehen
- zusammen den Vollmond bestaunen
- frühere Erinnerungen auffrischen
- einander vorlesen
- miteinander kochen
- Geburtstage besonders feiern
- das Hochzeitsdatum nicht vergessen!
- Termin für einen gemeinsamen Cappuccino
- gemeinsam einen Smoothie kreieren

- sich an die ersten Erlebnisse erinnern, als man so frisch verliebt war
- sich über die positiven Zeiten und Erfahrungen der Ehe austauschen
- zusammen träumen und schwärmen
- ... und immer mal wieder mit neuen Ideen den Partner überraschen und ausprobieren, ob es ankommt!

Zum Feiern gehört auch genießen. Jeder Mensch empfindet unterschiedlich, wann und was ihm Genuss, Vergnügen und Entspannung beschert.

> « ***Wenn ein Konto ausgeglichen sein soll, müssen immer wieder Einzahlungen getätigt werden.***

Chillen ist sehr individuell. Wichtig ist, solche Ressourcen einzusetzen und einzuplanen. Genauso erstrebenswert ist es auch herauszufinden, was ich zum Wohl meines Partners beitragen kann: Was erfreut uns gemeinsam, was entspannt uns. Vielleicht gehört dazu ein gemeinsames «Codewort», das dem Partner signalisiert, dass wieder mal Bedarf für eine «Einzahlung» ist.

*Passend dazu: *Balance *Chillen *Freunde *Humor *Qualitätssicherung *Rituale *Überraschungen *Xàbia *Zeit finden*

Finanzen

Der Sektor Geld kann zu einem dauernden Streitpunkt oder zu gefährlichem Zündstoff in der Ehe werden. Durch gemeinsame Abmachungen kann viel Frust vermieden werden. Es muss nicht zu finanziellen Notsituationen kommen. Temporäre Belastungen im finanziellen Bereich können mit einer guten, offenen Absprache gemeinsam gemeistert werden. Es ist wichtig, dass beide Partner über die finanziellen Verhältnisse Bescheid wissen.

Paaren wird empfohlen, das unangenehme Geldthema trotz Widerwillen ausführlich und mit viel Zeit und Ruhe zu besprechen. Dabei ist es wichtig, dass sich beide an die getroffenen Absprachen halten.

Oft treten Probleme in der Beziehung auf, wenn das Geld nicht mehr reicht. Es ist umso wichtiger, dass man rechtzeitig eine Budgetplanung macht und miteinander die Ausgaben festlegt. Es gibt sehr gute Budgetberatungen, die man im Bedarfsfall hinzuziehen kann.

> *« Es muss nicht zu finanziellen Notsituationen kommen.*

Zwei ganz einfache Regeln haben sich seit Jahrhunderten bewährt:

1. Gib immer etwas weniger aus, als du einnimmst. So bleibt für Notfälle und unvorhergesehene Ereignisse sowie auch fürs Alter immer noch ein Sparbatzen übrig.
2. Leihe dir nur dann Geld aus, wenn du es für eine Investition brauchst, die entweder Erträge abwirft und/oder die den Wert nicht verliert (z.B. eine Liegenschaft). Achtung: Ein Auto kann den gesamten Wert infolge eines Totalscha-

dens innerhalb von Sekunden verlieren!

Und – wenn es euch möglich ist – behaltet nicht alles Geld für euch. Helfen kann auch für ein Paar zu einer gemeinsamen Freude werden.

John Wesley, der Gründer der Methodistenkirche, sagte einmal: «Verdiene, so viel du kannst. Gib, so viel du kannst!»

*Passend dazu: *Ehrlichkeit *Entscheidungen *Gespräche *Gleichwertigkeit *Offenheit *Übereinstimmung*

Freiheit

Jeder Mensch braucht Freiheit, auch in der Ehe. Wir haben es als Bereicherung empfunden, wenn jeder seinen Gaben und Interessen entsprechend einen Teil seiner Freizeit selbst gestalten konnte.

Freiheit wird in der Regel als die Möglichkeit verstanden ohne Zwang zwischen verschiedenen Möglichkeiten auswählen und entscheiden zu können.

> **« *Es ist keine Liebe, vom Partner zu fordern, sich ganz für ihn aufzuopfern.***

Ehe kann und darf nicht bedeuten, dass zwei Menschen ihre Freiheit aufgeben und nur noch als «Eheeinheit» handeln. Es ist keine Liebe, vom Partner zu fordern, sich ganz für ihn aufzuopfern. Liebe ist, den anderen zu ermutigen und zu unterstützen, auch wenn man die eigenen Ziele und Wünsche zurückstellen muss. In welchem Maß das richtig ist, muss jedes Paar selbst entscheiden.

Oft braucht ein Ehepartner mehr Zeit für sich allein als der andere!

*Passend dazu: *Balance *Chillen *Treue *Übereinstimmung *Verantwortung*

Freunde

Freundschaft ist ein auf gegenseitiger Zuneigung beruhendes Verhältnis von Menschen zueinander, das sich durch Sympathie und Vertrauen auszeichnet.

Freundschaften aufzubauen braucht Zeit und meist auch ein gewisses Engagement. Solche Freundschaften können später einmal von unschätzbarem Wert sein. Jemanden zu haben, dem man sich jederzeit und in jeder Situation anvertrauen kann, ist wichtig für jede Ehe. Freundschaftsbeziehungen aufzubauen ist ein Geben und Nehmen.

« **Freundschaft** ***ist ein auf gegenseitiger Zuneigung beruhendes Verhältnis von Menschen zueinander, das sich durch Sympathie und Vertrauen auszeichnet.***

*Passend dazu: *Beziehung *Beziehungskiller *Team*

Gebet

Ich kann mir ein Leben ohne Gebet nicht vorstellen. Die morgendlichen Gebete kurz nach dem Aufwachen oder diejenigen kurz vor dem Einschlafen sind weit mehr als ein Ritual. Die vielen kurzen Gebetsgedanken den ganzen Tag hindurch lassen mich die stetige Nähe und Fürsorge meines Herrn erfahren. Besonderen Wert haben für mich die Zwiesprachen mit meinem Gott, wenn ich länger mit ihm über meine Gefühlsregungen, Fragen und Nöte spreche.

> « ***Es ist unbestritten, dass das gemeinsame Fürbittegebet Kraft und Segen bewirkt.***

Immer wieder höre ich, wie schwierig es für viele Ehepaare ist, gemeinsam zu beten oder Lobpreis zu machen. Es scheint mir wichtig, dass jedes Paar seine gemeinsamen Gebetszeiten findet und auch regelmäßig praktiziert. Es ist unbestritten, dass das gemeinsame Fürbittegebet Kraft und Segen bewirkt.

Uns selbst haben die Texte aus dem Losungsbüchlein der Herrnhuter mit einem kurzen gemeinsamen Antwortgebet und den gerade aktuellen Themen wertvolle Dienste geleistet.

*Passend dazu: *A und O *Glaube *Liebe *Paarpower *Team *Werte *X *XXL*

Geduld

Es gibt Menschen, denen es grundsätzlich an Geduld fehlt. Alles muss schnell gehen, lange Diskussionen sind überflüssig. Männer verlieren die Geduld, wenn sie vor dem Ausgehen auf die Frauen warten müssen – oder umgekehrt.

> « ***Wenn die Geduld fehlt, geschehen Verletzungen.***

Das Wort Geduld (auch altertümlich: Langmut) bezeichnet die Fähigkeit zu warten. Oft gilt Geduld als eine Tugend.

Erinnern wir uns an unsere Freundschaftszeit. Vor der Ehe haben wir mit Geduld und einem Lächeln dem anderen zugehört. Eile war kein Thema. Geduld musste kaum aufgebracht werden.

Es gibt in jeder Ehe sehr intensive Jahre. Meist kommt der berufliche Aufstieg gerade dann, wenn die ersten Kinder da sind. Plötzlich Familie zu sein ist nicht immer einfach. Was vorher so leicht war, wird plötzlich mühsam. Es braucht von allen mehr Geduld. Und wenn die Geduld fehlt, geschehen Verletzungen. Ganz schnell, ungewollt und manchmal sogar unbemerkt. Gerade hier ist die Kommunikation wieder gefragt, denn ein «Verzeih mir, Schatz!» kann eine solche Situation ganz schnell wieder auflösen.

*Passend dazu: *All-inclusive *Beziehung *Kommunikation *Liebe *Paradigmen *Respekt *Werte *Würde*

Gefühle

Jeder Mensch hat Gefühle. Aber nicht jeder kann sie formulieren. Gefühle sind manchmal real, manchmal aber auch irreal. Schlechte Gefühle werden oft verdrängt. Damit sind sie aber nicht weg, sondern nagen irgendwo weiter, manchmal am Körper oder an der Seele.

Für ein Paar ist es deshalb wichtig, dass über Gefühle gesprochen wird. Dabei soll jeder den andern Partner ernst nehmen, Verständnis zeigen. So können Ehepartner einander helfen, über schwierige Phasen hinwegzukommen.

Oft nehmen wir etwas wahr, was dazu führt, dass wir traurig, verärgert, froh, eifersüchtig, neidisch oder ängstlich werden. Wir bewerten unsere Wahrnehmungen und fühlen und spüren unsere Körperreaktionen. Unser anschließendes Verhalten hat dann immer eine Logik, die unser Partner nicht automatisch verstehen kann.

- Negative Gedanken führen zu negativen Gefühlen
- Positive Gedanken führen zu positiven Gefühlen
- Neutrale Gedanken führen zu neutralen Gefühlen

Es sind die negativen Gedanken, die deprimieren, ängstlich, eifersüchtig und ärgerlich machen. Man fühlt sich minderwertig und schuldig.

> « ***Leidenschaft und Tiefe der Gefühle sind noch kein Beweis für die Echtheit der Liebe!***

Anderseits machen positive Gedanken glücklich und froh. Es fällt leicht, andere Menschen zu lieben und es gibt eine innere

Zufriedenheit.

Auch die neutralen Gedanken machen uns ruhig und ausgeglichen und lassen uns einen kühlen Kopf bewahren.

Gefühle sind Werkzeuge, auch in der Liebe. Nicht die Gefühle bestimmen den Charakter der Liebe, sondern meine Gedanken und Wünsche rufen entsprechende Gefühle hervor. Gefühle sind der allgegenwärtige Schatten meiner Vorstellungen und Gedanken. Sie kleben an jeder Illusion, sie hängen an jedem Traum, den ich fabriziere, sie unterstützen allerdings auch jede konstruktive Gesinnung in Bezug auf den liebsten Menschen.

*Passend dazu: *Einheit der Persönlichkeit *Gespräche *Identität *Offenheit *Reframing *Selbstmitleid *Selbstwert *Sprachen der Liebe*

Gespräche

Gespräch heißt nicht, dass nur einer spricht. Es geht nicht darum, den andern zu überzeugen. Das Wort Austausch verdeutlicht, dass es um Gedankenaustausch geht. Jeder wird abwechselnd aktiv zuhören oder sprechen. Vielleicht ist sogar das Mitdenken das Anspruchsvollste dabei.

Ehrliche und offene Gespräche kitten eine Ehebeziehung so sehr, dass dieser Austausch für beide absolute Priorität haben sollte.

Für uns Frauen ist es besonders wichtig, viel Zeit zum Reden zu haben. Wir verarbeiten unsere Erlebnisse oft, indem wir davon sprechen.

Die Männer funktionieren anders und meist machen sie sich ihre Gedanken lieber allein. So steht ihre Entscheidung und Überzeugung schon fest, bevor sie darüber sprechen.

> « ***Ehrliche und offene Gespräche kitten eine Ehebeziehung so sehr, dass dieser Austausch für beide absolute Priorität haben sollte.***

Meist ist es nicht möglich in aktuellen Alltagssituationen die nötige Zeit für einen ausgiebigen Austausch zu haben. Das kann aber unbewusst Stress auslösen und es lohnt sich, zu einem späteren Zeitpunkt darauf zurückzukommen. Bei unterschiedlichen Ansichten sollte man nicht nur einen Kompromiss suchen, sondern gemeinsam nach einer kreativen Lösung Ausschau halten, die für beide besser ist als die ersten Gedanken!

Zwiegespräche

Lebendige Partnerschaft heißt: Zwei Menschen tauschen ihr Selbstportrait aus. Sie geben sich zu erkennen und geben den Blick in ihr Innerstes preis – in einem Zwiegespräch:

- bewirkt ein freundschaftliches Klima in der Paarbeziehung
- beinhaltet keine Partnerschaftsdebatten und endloses Diskutieren
- Man tauscht sich darüber aus, was einen beschäftigt und herausfordert.
- Man spricht darüber, was einen grübeln und zweifeln lässt, was aufbaut und Vertrauen schenkt.

Es kann in einer Partnerschaft verbinden, wenn man jeden Tag nur fünf Minuten über die letzten beiden Punkte sprechen kann!

Achtung: Nur «Ich-Botschaften» und keine «Du-Botschaften» senden! «Du-Botschaften» sind anklagend, vorwurfsvoll, verletzend und kränkend, wenn sie beim anderen ankommen. Der Ehepartner weiß ja sowieso immer genau:

1. Was der andere falsch gemacht hat
2. Was der andere in der betreffenden Situation tun sollte
3. Wo der andere versagt hat
4. Wo der andere die Schuld trägt

Er lenkt von sich ab auf den Partner. «Du-Botschaften» sind Urteile, Vorurteile und subjektive Behauptungen. Bei «Du-Botschaften» reagieren die meisten Partner trotzig und machen Gegenvorwürfe. Der Partner reagiert mit passivem oder aktivem Widerstand, der aus der Selbstsucht geboren ist. Es sind beziehungsfeindliche Botschaften. Rachegedanken schleichen sich ein und warten darauf, dem anderen bei passender Gelegenheit eins auszuwischen. Wer mit «Du-Botschaften» arbeitet, stellt Bedingungen. Aber Bedingungen haben nichts mit Liebe zu tun.

«Ich-Botschaften» dagegen klingen anders:

1. Sie rufen weniger Widerstand hervor.
2. Sie klagen nicht an.
3. Sie beschämen den Partner nicht.
4. Sie klingen versöhnlicher.
5. «Ich-Botschaften» machen deutlich, dass beide beteiligt sind, dass für beide eine Lösung ansteht.

Warum können wir nicht liebevoll dem Partner begegnen und sagen: Das wünsche ich mir von Dir! Oder: Das würde mich freuen! Gegenseitige Wunscherfüllung ist Liebe.

Selbstreflektierende Fragen an mich:

1. Kann es sein, dass ich mit meinen «Du-Botschaften» meinen Partner absichtlich treffen oder verletzen will?
2. Kann es sein, dass ich mit meinen «Du-Botschaften» von meinen Problemen und Anteilen an den gemeinsamen Schwierigkeiten ablenken will?
3. Was sind die eigentlichen Motive, die hinter meinem Ärger und meiner Wut stecken?

*Passend dazu: *Authentisch *Beziehung *Einander kennenlernen *Kommunikation *Lösungen finden *Reframing *Sprachen der Liebe *Streiten*

Glaube

Die große Liebe eines Paares ist wie ein «Stück Himmel», das als Vorgeschmack der Liebe Gottes in der Ewigkeit erlebt wird. In mir lebt Gott selbst und durch seine Liebe lebe ich. Durch die Begegnung mit ihm kann ich meinem Nächsten begegnen. Jesus Christus ist unser Seelsorger, Ermutiger und Anwalt. Wir sind seine Diener, Werkzeuge und Helfer.

Wichtige Gedanken aus der biblischen Seelsorgepraxis:

Wir haben uns seit der Kindheit ungesunde Verhaltensmuster antrainiert, die uns Freiheit und inneren Frieden rauben oder uns das Zusammenleben erschweren. Solche Muster sind oft Zielverfehlungen (Sünde). Solche Zielverfehlungen können aufgedeckt und ausformuliert werden. Anhand von biblischen Werten können sie abgeglichen werden. Erst wenn mir meine Motive und Ziele des eigenen Handelns bewusst sind, kann ich Verantwortung dafür übernehmen. Ich entscheide konkret, ob ich sie beibehalten oder korrigieren will. Oft werden dabei eigene Absichten aufgedeckt, mit denen ich mir selbst oder auch anderen Unrecht und Schuld auflade.

Die Bibel kennt dazu drei Praktiken:

1. nuterisch: ermahnend, zurechtweisend
2. parakletisch: tröstend, ermunternd, ermutigend
3. autoritativ: fordernd, konfrontierend

Sie haben das Ziel, uns für unser Verhalten und unsere Gedanken zur Rechenschaft zu ziehen. Auch gläubige Menschen können sich ihre Motive selbst «in die Taschen lügen»!

Werden eigene Sünden aufgedeckt oder aus dem Verborgenen ans Licht gebracht, fordert uns die Bibel auf, sie auszusprechen und um Vergebung und Sinnesänderung zu bitten.

Oft wird dies als befreiend und wohltuend erlebt. Neues beginnt gleichzeitig zu wachsen und kann Gestalt annehmen. Altes wird zugedeckt und Heiliges nimmt Raum ein. Heiligen bedeutet «in Beschlag nehmen für Gott».

In der therapeutischen Seelsorge wird die Beziehung zu sich selbst, zu Gott und auch zum Mitmenschen erarbeitet. Selbsttäuschungen werden entlarvt.

« *Ziel dieses Segens ist die Förderung von Glück, Gedeihen und die Zusicherung von Schutz und Bewahrung.*

Jesus Christus lebte auf dieser Erde hauptsächlich, indem er «sah» und «liebte». Er lebte den klaren Auftrag von Gott, seinen Vater im Himmel zu bezeugen und uns eine Lebensbeziehung mit ihm zu ermöglichen. Durch das Pfingstwunder sind auch wir mit Gottes Geist erfüllt und befähigt, als Diener in seinem Namen zu wirken. Auch wenn es teilweise so aussieht, dass Gottes Widersacher erfolgreich die Wahrheit Gottes in Lebenslügen vertauscht, bleibt dem himmlischen Vater die Vollmacht und das Schlusswort!

«Vor ihm, mit ihm, durch ihn (Christus)» wird ein Leben nach Gottes Plan und zu seiner Ehre möglich.

In der kirchlichen Trauzeremonie wird das Eheversprechen mit dem Ehesegen besiegelt. Segnen, lat. *signare,* und christlich verstanden als «mit dem Zeichen des Kreuzes versehen», birgt ein Lebensgeheimnis. Ziel dieses Segens ist die Förderung von Glück, Gedeihen und die Zusicherung von Schutz und Bewahrung. Der Segen wird oft verbunden mit Gesten wie Handauflegung, Ausbreiten der Hände oder Ölsalbung, die die wohltätige Zuwendung Gottes verdeutlicht. Dies ist auch in der Ehe praktizierbar. Segensgebete für den Partner bewirken oft wunderbare Dinge.

*Passend dazu: *A und O *All-inclusive *Gebet *Liebe *Rituale *Vergebung *Werte *X *XXL*

Gleichwertigkeit

Gleichwertigkeit bedeutet nicht Gleichheit. Denn jeder bleibt in sich selbst eine authentische Persönlichkeit. Diese Persönlichkeiten beider Partner werden aber in ihrer Verschiedenartigkeit als gleichbedeutend gewertet. Ansprüche, Erwartungen, Vorlieben, Gewohnheiten und Glaubensüberzeugungen sind unterschiedlich. Das macht die Ehe interessant, kann aber auch zu Auseinandersetzungen führen. Ein gewisses Maß an Übereinstimmung ist unabdingbar. Andersartigkeit wird als Ergänzung und Bereicherung erlebt. Sie muss nicht zu unüberwindbaren Differenzen werden.

Eine lebendige Ehebeziehung kann sich wandeln und darf gestaltet werden.

> « ***Andersartigkeit wird als Ergänzung und Bereicherung erlebt.***

*Passend dazu: *Paarpower *Persönlichkeitsstruktur *Team *Unterordnung*

Herkunftsfamilie

Im Gegensatz zum Partner kann man sich die Herkunftsfamilie nicht aussuchen. Man muss sich in das Familiensystem einfügen oder man rebelliert.

Der Ursprung der eigenen Wünsche, Vorstellungen und Erwartungen ist in der Biografie zu finden.

Jeder Mensch hat im Hintergrund seine Herkunftsfamilie, die ihn nicht nur geprägt hat, sondern die auch weiterbesteht.

> « ***Der Ursprung der eigenen Wünsche, Vorstellungen und Erwartungen ist in der Biografie zu finden.***

Es muss nicht zur Überforderung für das Paar werden, dass die Partnerfamilie in der Regel so anders als die eigene ist. Das ist normal und gibt dem Paar die Möglichkeit sich gemeinsam für eigene Umgangsformen, Prioritäten und Lebensformen zu entscheiden. Gelingt es dem anderen, die eigenen Verhaltensmuster zu erklären, werden sich viele der sonst vorprogrammierten Missverständnisse verhindern lassen. Dies erfordert viel Zeit für den Austausch. Verständnis ist gefragt und die Bereitschaft, nicht alles bewerten zu müssen. Das eigene erscheint einem natürlich viel klarer, besser und erstrebenswerter, auch logischer.

Fragen zur Herkunftsfamilie:

1. Was sind die **Stärken** meiner Familie?
2. Gibt es auch Schwächen?
3. Welche **Werte** haben wir in unserer Familie gelebt? (z.B. Ehrlichkeit, christlicher Glaube, Treue, Freundschaft)

4. Wie war/ist unsere **Familienatmosphäre?** (z.B. ablehnend, autoritär, leidensvoll, chaotisch, disharmonisch, konkurrierend, herabsetzend, anspruchsvoll, materialistisch, überfürsorglich, inkonsequent, leistungsorientiert, offen)
5. Wie lautet unser **Familienmotto?**

Beispiele für ein Familienmotto:

1. Wir leben aufrichtig und ehrlich.
2. Jeder ist sich selbst der Nächste.
3. Wir halten zusammen.
4. Undank ist der Welt Lohn.
5. Lass dich nie unterkriegen.
6. Was man macht, das macht man gründlich.
7. Wer seine Kinder liebt, züchtigt sie.
8. Wir als Familie sind überdurchschnittlich.
9. Arbeit vor dem Vergnügen.
10. Gönn dir was – das hast du dir verdient.
11. Hilf dir selbst – dann hilft dir Gott.
12. Augen zu und durch.
13. Mach dich nie abhängig von anderen.
14. Auf Gott kannst du dich immer verlassen.
15. Leben und leben lassen.
16. Ohne Fleiß – kein Preis.
17. Unsere Kinder sollen es besser haben.
18. Als Familie halten wir zusammen.
19. Trau keinem anderen.
20. Wir unterstützen einander.

21. Wir sind füreinander da.
22. Wir halten zusammen wie Pech und Schwefel.

Zusätzliche wertvolle Themen für einen Austausch und die Selbstreflexion sind die Geschwisterkonstellation oder überhaupt meine eigene Rolle und die Rollen der andern Familienmitglieder, die mich geprägt haben:

Star, Cäsar, Tölpel, Helfer, schwarzes Schaf, Dompteur, Bedürftige, Hilflose, Intellektuelle, Praktiker, Allrounder, Nesthäkchen, Erstgeborene, Clown, Besserwisser, Ausführender, Mächtige, Prinzessin, Träumer, Arbeitsverweigerer, Überaktive, Gutmütige, Vorreiter, Kreative, Retter, Alleskönner, Versorger.

1. Wie bewerte ich diese Rollen heute?
2. Welche Wahrheiten und Überzeugungen stecken dahinter?
3. An welchen möchte ich festhalten?
4. Welche möchte ich verändern?
5. Wie könnte das praktisch aussehen?
6. Ist mir bewusst, welche Vorteile und welche Nachteile damit verbunden waren/sind?
7. Womit war/ist lohnenswerter Gewinn verbunden?
8. Welche Erfahrungen und eigene Überzeugungen prägen mein Gottesbild?
9. Wie lebe ich folglich meinen Glauben aus?

Wenn wir diese «Logikschlüsse» als Paar zusammentragen, verstehen wir die Verhaltensmuster voneinander im Alltag besser. Statt sich daran aufzureiben, kann ich mit Barmherzigkeit lernen, damit konstruktiver umzugehen.

*Passend dazu: *Charakter *Durchsetzungsmuster *Gefühle *Identität *Lebensstil *Paradigmen *Persönlichkeitsstruktur *Reframing *Selbstwert *Würde *XXL *Yes, we can*

Humor

Auf Humor sollte man in einer Partnerschaft nicht verzichten. Humor hilft oft peinliche Situationen im Alltag ohne Beschämung zu überwinden. Ist einer der Partner sehr perfektionistisch veranlagt, ist es für ihn sehr viel schwieriger über sich und seine «Tritte ins Fettnäpfchen» zu lachen. Humor haben kann man lernen. Es wird für jeden nach und nach eine befreiende Wirkung haben. Wird diese Atmosphäre bereits ohne Kinder aufgebaut, werden diese später sehr viel Entspannung miterleben.

> **« *Humor ist, wenn man trotzdem lacht. (Otto Julius Bierbaum)***

*Passend dazu: *Balance *Qualitätssicherung *Überraschungen*

Identität

- Wer bin ich?
- Wozu lebe ich?
- Was ist mein Lebenssinn und Lebensziel?
- Wie will ich mein Leben gestalten?

Zu unserem Leben gehören Herausforderungen und Überforderungen. Unser Denken bewirkt Erfolg und Niederlage. Es gibt grundsätzlich zwei Möglichkeiten, sich dem Leben zu stellen. Entweder ich beziehe Probleme und Konflikte auf mich selbst und bewerte sie als unabänderlich, «statisch», oder ich entscheide mich, sie als Herausforderungen zu sehen. Rückschläge sind dann Lerneinheiten, die es mir ermöglichen, mich weiterzuentwickeln.

*Passend dazu: *Charakter *Glaube *Herkunftsfamilie *Menschliche Reife *Persönlichkeitsstrutkur *Selbstmitleid *Selbstwert*

Interaktion

Die Ehe ist ein System, ein vernetztes Gebilde. Sie ist ein Organismus, den beide Ehepartner zusammen leben. Beide Partner entwickeln ein Ehemuster, ein Zusammenspiel. Das individuelle Verhaltens- und Denkschema eines Menschen korrespondiert mit dem des anderen. Die Interaktionen vertreten die Wünsche, Absichten und Erwartungen.

Interaktionsmuster:

Kopftyp	-	Herztyp
Mimose	-	Dickhäuter
Extrovertierter	-	Introvertierter
Bestimmer	-	Dulder
Heiliger	-	Sünder
Großzügiger	-	Sparsamer
Optimist	-	Pessimist
Boss	-	Untergebener
Führer	-	Geführter
Aktiver	-	Passiver
Offenherziger	-	Versteckspieler
Streithammel	-	Nachgiebiger
Verantwortlicher	-	Drückeberger
Vorwärtsdränger	-	Bremser

Oft können wir das Verhalten des einen ohne das Verhalten des andern nicht verstehen.

Jede gelebte Rolle hat Stärken. Wie können wir sie ergänzend leben? Welche Aufgaben können wir einander zuteilen?

Viele Ehepaare spiegeln ein Schlüssel-Schloss-Verhältnis wider. Sie passen perfekt zusammen und ihre Ergänzung ist Bereicherung und Konflikt zugleich. Wir beobachten häufig folgende Muster:

Der Fragende	-	Der Antwortende
Der Unsichere	-	Der Sichere
Der Hilflose	-	Der Selbstbewusste
Der sich Anlehnende	-	Der Starke
Der Ungewisse	-	Der sicher Auftretende
Der Abhängige	-	Der Unabhängige
Der Ratlose	-	Der Ratgebende
Der Unterlegene	-	Der Überlegene
Der Langsame	-	Der Schnelle
Der Demütige	-	Der Tyrannische
Der Optimistische	-	Der Pessimistische
Der Dramatisierende	-	Der Verharmlosende

Fünf Aspekte eines Ehe-Ergänzungsmuster:

1. Wie sehe und erlebe ich mich selbst?

positiv:		**negativ:**
selbstvertrauend	-	minderwertig
zuverlässig	-	klein
stark	-	schüchtern
ausgeglichen	-	unterlegen
durchsetzungsstark	-	weich
zuvorkommend	-	ängstlich
hilfsbereit	-	durchsetzungsschwach
unabhängig	-	gehemmt
schön	-	hässlich

2. Wie sehe und erlebe ich den andern?

positiv:		**negativ:**
gleichwertig	-	größer
wie einen Freund	-	tüchtiger
ebenbürtig	-	schneller
unvoreingenommen	-	leistungsstärker
vertrauenswürdig	-	attraktiver
als Bereicherung	-	intelligenter

als Ergänzung	-	beherrschender

3. Wie fühle ich mich in dieser Welt?

positiv:		**negativ:**
zufrieden	-	bedroht
zu Hause	-	allein gelassen
als Abenteurer	-	verraten
als Beschenkter	-	nicht geborgen
voller Hoffnung	-	traurig
optimistisch	-	verzweifelt

4. Welche Ziele verfolge ich?

positiv -
negativ:

Ich trage Verantwortung. -
Ich muss immer der Erste sein.

Ich will Anerkennung für Leistung. -
Ich muss moralischer sein als der andere.

Ich will gut sein. -
Ich muss fehlerlos sein.

Ich will Wahrheit und Gerechtigkeit. -
Ich muss bei allen beliebt sein.

Ich will verantwortungsvoll Entscheidungen treffen. -
Ich brauche einen Partner, der für mich entscheidet.

Ich will Vorbild sein. -
Ich muss ein Star sein.

Ich will vertrauensvoll wirken und leben. -
Ich bin der größte Dulder und Märtyrer.

5. Mit welchem Verhalten verfolge ich mein Ziel?

positiv:		**negativ:**
Pünktlichkeit	-	Kritik
Treue	-	Jähzorn
Offenheit	-	Tränen
Ehrlichkeit	-	Hilflosigkeit
Gewissenhaftigkeit	-	Krankheit
Geduld	-	Bluffen
Einfühlung	-	Erpressung
Fröhlichkeit	-	Empfindlichkeit
Vergebungsbereitschaft	-	Vorwürfe
Versöhnlichkeit	-	Unversöhnlichkeit

Welchen Nutzen haben wir von unserem Ergänzungsmuster?

- einer braucht den anderen
- einer benutzt den anderen
- einer setzt zielgerichtet Strategien ein
- einer spielt dem andern in die Hände

*Passend dazu: *Authentisch *Persönlichkeitsstruktur *Respekt *Übereinstimmung*

Jahreszeiten der Ehe

Wie sich die Natur mit den Jahreszeiten ändert, so wechselt auch das Klima in unserer Ehe. Dr. Chapmans Barometer zeigt den Charakter der verschiedenen Jahreszeiten und wie man Herbststürme und Winterkälte überwinden kann, bis Frühlingshoffnung und Sommerwärme die Ehe aufs Neue erfüllen.[4]

Frühling der Partnerschaft

Das Paar entwickelt einen eigenen Stil: wie sie miteinander kommunizieren und persönliche Probleme und Konflikte lösen; den Umgang miteinander, mit Freunden und mit den Herkunftsfamilien regeln, Urlaub und Freizeit, Feiertage und Feste gestalten. Sie entwickeln den eigenen Stil im Umgang mit Pflichten und Einschränkungen: d.h. mit Arbeitszeiten, häuslicher Ordnung und Verteilung der Hausarbeit, mit Verdienen, Ausgeben oder Sparen des Geldes. Es gilt die gemeinsame Zukunft zu planen.

Es geht darum, verbindliche Vereinbarungen zu treffen und gleichzeitig Raum für notwendig erscheinende Veränderungen zu lassen.

Sommer – die Familienphase

Erleben einer tiefen Verbundenheit, zum Beispiel in der gemeinsamen Aufgabe der Kindererziehung und das Beobachten und Fördern ihrer Entwicklung. Die Geburt des ersten Kindes wird zum Höhepunkt der Partnerschaft. Das Paar ist mit einer ganz neuen Verantwortung konfrontiert; das Verhältnis von Pflicht und Lust verschiebt sich stark auf Richtung Pflicht. Es folgt eine Vielzahl von Belastungen durch persönliche Einschränkungen, zeitliches Gebundensein, oft auch durch körperliche und nervliche Beanspruchungen und finanzielle Sorgen in der hohen Verantwortung als Eltern. Hinzu kommt, dass zukunftsweisende Entscheidungen über die Verteilung von Berufs- und Familienarbeit anstehen mit all deren Konsequenzen für die persönliche und gemeinsame Lebensplanung.

Paare ohne Kinder sind in dieser Phase oft durch Karriere oder ehrenamtliches Engagement stark gefordert.

> « ***Es geht darum, verbindliche Vereinbarungen zu treffen und gleichzeitig Raum für notwendig erscheinende Veränderungen zu lassen.***

Typisch für diese Phase ist eine Veränderung der Paardynamik. Es gilt, besonders auf die Partnerschaft zu achten und nach Entlastungsmöglichkeiten zu suchen, um Freiräume zu schaffen, sich wieder als Paar zu erleben. Regelmäßige Austauschmomente, mitten in den Alltag eingebaut, ermöglichen dem Partner am Erleben des anderen teilzunehmen und fördern gegenseitige Achtung und Aufmerksamkeit. Wichtig ist zu bedenken, dass es um mehr als den Erziehungsstress und die Bewältigung der Alltagssorgen geht!

Herbst – Partnerschaft in der Lebensmitte

Die Familienphase rückt in die Vergangenheit. Das Paar zieht Bilanz. Während der Mann in der Regel den Höhepunkt seiner beruflichen Laufbahn erreicht hat, steht eine Neuorientierung für die Frau an.

Die ersten Alterserscheinungen treten auf und immer stärker meldet sich bei beiden das Thema des «ungelebten» Lebens, die noch unerfüllten Träume und deren Verwirklichung.

Zweifellos ist mit dem Erwachsenwerden der Kinder eine neue Chance für die Partnerschaft erreicht. Paare finden dadurch nicht selten zu neuer Innigkeit und es gelingt neue Perspektiven zu entwickeln.

Winter – Phase des älteren Paares

Diese Phase beginnt mit dem Ausscheiden aus dem Erwerbsleben und endet mit dem Tod eines der beiden.

Das Paar stellt sich der Aufgabe, dem gemeinsamen Leben einen neuen Sinn zu geben, nachdem die Zwänge des beruflichen Alltags wegfallen. Es stellt sich der Herausforderung der respektvollen Begleitung des Partners in den Alterungsprozess.

*Passend dazu: *All-inclusive *Entscheidung *Gespräche *Qualitätssicherung*

Klima der Liebe

«In einem von Wahrhaftigkeit, Wertschätzung und wechselseitigem Verstehen gekennzeichneten Klima ereignen sich aufregende Dinge. Menschen und Gruppen legen Scheu ab und werden flexibel. Sie werden freier und kreativer.»[5]

*Passend dazu: *All-inclusive *Authentisch *Ehrlichkeit *Liebe *Offenheit *Paarpower *Respekt *Sprachen der Liebe *XXL*

Kommunikation

Kommunikation kann auf verschiedenen Ebenen stattfinden:

1. **Smalltalk:** Es geht fast ausschließlich um Organisation.
2. **Fragen und Meinungen:** Meinungen und Gedanken werden geäußert, aber nicht emotional, bewertend und interpretierend.
3. **Werte und Überzeugungen:** Es geht hier um geschlechts- und persönlichkeitsbedingte Unterschiede und Gemeinsamkeiten.
4. **Emotionale Intimität:** Träume, Fantasien, Ängste werden angesprochen. Dies ist eine verletzliche Ebene. Man braucht dazu gegenseitig viel Vertrauen.

> « ***Damit die Beziehung in der Ehe fester wird, ist Offenheit unentbehrlich.***

Alle tiefer gehenden Beziehungen, insbesondere die einer Ehe, müssen sich auf vollkommener Offenheit und absoluter Aufrichtigkeit gründen. Das ist nicht leicht zu bewerkstelligen, weil damit das Risiko verbunden ist, wegen seiner Aufrichtigkeit zurückgewiesen zu werden.

Damit die Beziehung in der Ehe fester wird, ist Offenheit unentbehrlich. Drei wichtige Parameter können uns dabei helfen:

1. Wir bemühen uns, keine gemeinen «Kampfmethoden» und kein unfaires Kommunikationsverhalten zu dulden.
2. Wir erwarten, dass beide lösungsorientiert, ehrlich und willig sind; die Grundregeln von Respekt und Wertschätzung sind Voraussetzung.

3. Gefühle im Ehegespräch mitzuteilen ist besonders wichtig. Auch wenn Frauen ihre Gefühle besser spüren und direkter ausdrücken können und Männer ihre Gefühle «verkopfter» wahrnehmen, braucht man nur gegenseitige Geduld und Verständnis. Nicht selten versuche ich Gefühlsbeschreibungen als Vorschläge vorzuformulieren und im Miteinander finden wir treffende Gefühlsausdrücke.

Spielregeln:

1. Den Partner ausreden lassen
2. Nicht Gedanken lesen und voreilige Schlüsse ziehen
3. Nicht das Thema wechseln oder mit anderen Themen verknüpfen
4. Nicht ironisch werden, demütigen oder herablassend reagieren
5. Nicht aus einer Mücke einen Elefanten machen oder auf Details herumreiten
6. Nicht mit sachlicher Argumentation und Logik Gefühle herunterspielen
7. Nicht ausreizen, verwirren, «verrückt» machen
8. Gefühle möglichst differenziert formulieren
9. Dem Partner Zeit lassen, vielleicht Gedankenstille aushalten
10. Nicht übertreiben
11. Nicht wie mit Gewehrsalven abschießen oder gar handgreiflich werden
12. Nicht bei der kleinsten Konfrontation sich beleidigt verschließen und schmollen
13. Nicht durch Schweigen den Austausch abwürgen
14. Nicht den Partner ignorieren

15. Bereitschaft sich eigene Fehler einzugestehen
16. Kränkung oder Verletzung nicht als Rechtfertigung festhalten

*Passend dazu: *Beziehung *Einander kennenlernen *Gefühle *Gespräche *Lösungen finden *Offenheit *Paradigmen *Reframing *Sprachen der Liebe *XXL*

Krisen

Krisen, Stürme und Enttäuschungen im Eheleben können wir überstehen, wenn wir offen bleiben, Lösungen suchen und uns nicht definitiv dem andern gegenseitig verschließen.

Krisen können letztlich bewirken, dass Übereinstimmung in den Ehealltag zurückkehrt.

Schicksalsschläge können auch «Gnadenschläge» sein, die die Voraussetzung für eine Haltung dankbarer Bescheidenheit und hellhöriger Bereitschaft füreinander schaffen.

*Passend dazu: *A und O *Chancen *Durststrecken *Entscheidungen *Kommunikation *Liebe *Paradigmen *Probleme lösen *Stürme des Lebens *Verantwortung *Ziele setzen*

Lebensstil

Jeder Mensch hat einen ganz individuellen Lebensstil. Vergleichbar ist er mit einer Lebensmelodie oder mit einer meist unbewussten Lebensmotivation, die ganz eigen ist. Sie ist in frühester Kindheit entstanden und ist einem selbst oft nicht bewusst. Diese in unserem Herzen eingeritzte Logik bestimmt und beeinflusst unser Denken und unser Handeln. Unsere Lebenslogik gibt uns den Kompass, wann wir uns wohl/unwohl, gut/schlecht, positiv/negativ, glücklich/unglücklich, zusammengefasst «*geliebt*» fühlen – und unser Leben Sinn hat.

> « ***Diese in unserem Herzen eingeritzte Logik bestimmt und beeinflusst unser Denken und unser Handeln.***

Der Lebensstil ist der Inhalt meiner Überzeugungen, meiner Vorurteile und meiner Grundsätze. Solche Leitideen, nach denen wir leben und auch unseren Partner unbewusst auswählen, entstehen einerseits in unserer Kindheit und werden anderseits auch von eigenen bisherigen Beziehungserfahrungen beeinflusst. Neben den endogenen Begebenheiten meiner Persönlichkeit spielt der soziale Status und das Milieu eine Rolle (ökonomisch, kulturell und historisch), in dem wir aufgewachsen sind. Heute prägen auch die intensiven Werbe- und Medieneinflüsse unsere Vorstellungen und formen unsere Paarbilder. Die stärkste Einflussquelle stammt aus unserer Kindheit, genauer gesagt sind das unsere Beziehungsmodelle, die wir von unserer Herkunftsfamilie kennen. Wir selbst nehmen eine Rolle innerhalb der Liebesbeziehung ein, die der unsrigen in der Herkunftsfamilie ähnelt. Somit behalten wir früh entwickelte Verhaltensmuster bei, mit welchen wir unsere existenziell wichtigen seelischen Grundbedürfnisse wie Zugehörigkeit, Unterstützung,

Anerkennung, Aufmerksamkeit und Liebe sichern konnten.

Wenn ich damals wenig Emotionales, sondern überwiegend Aufmerksamkeit für Geleistetes erhalten habe, wird mir ein Partner besonders attraktiv erscheinen, der im Zusammensein mit mir genau spürt, was ich brauche.

Die ersten Beziehungen im Leben, das heißt die Mutter- und Vaterbeziehung, also jenes Beziehungsmodell, das wir als Kind bei unseren Eltern erlebt haben, spielt eine wichtige Rolle. Wir tendieren dazu, sie zu kopieren oder genau das Gegenteil des Elternmodells zu leben.

> **_« Wenn Vergebung Sinnesänderung bedeutet, kann ein Kurswechsel im Denken, Fühlen und Handeln geschehen._**

In meiner persönlichen Biographie finde ich meine Grundbedürfnisse, die unter- oder unversorgt geblieben sind und durch die sich die heutigen Handlungs- und Denkmuster erklären lassen, denn sie begleiten uns unser Leben lang. Kenne ich deren Logik und Zielabsichten, kann ich mein bestehendes Verhaltensrepertoire erweitern, um mehr Lebensqualität zu erreichen.

*Passend dazu: *Charakter *Bewertung *Durchsetzungsmuster *Einheit der Persönlichkeit *Herkunftsfamilie *Paradigmen *Persönlichkeitsstruktur *Reframing *Selbstwert*

Leidenschaft

Nein – da ist nicht in erster Linie die horizontale Leidenschaft gemeint, sondern die alltägliche. Menschen, die ihre Emotionen im Leben nicht homöopathisch dosieren, geben die besseren Langzeitliebhaber ab. Wer sich also so richtig aufregen kann oder gerne lacht, wer sich reinknien will und wer immer ein bisschen auf der Suche nach dem nächsten Kick ist, hat gute Voraussetzungen, mit seinem Partner alt zu werden.[6]

> « ***Menschen, die ihre Emotionen im Leben nicht homöopathisch dosieren, geben die besseren Langzeitliebhaber ab.***

*Passend dazu: *A und O *All-inclusive *Dankbarkeit *Entscheidung *Liebeskiller *Paarpower *Sprachen der Liebe *Talente *Überraschungen *Wille *XXL *Yes, we can*

Liebe

Liebe ist im Allgemeinen die Bezeichnung für die stärkste Zuneigung und *Wertschätzung*, die ein Mensch einem anderen entgegenzubringen in der Lage ist.

Liebe wird häufig als eine auf Freiheit gegründete Beziehung zwischen zwei Personen gesehen, die ihren Wert nicht im Besitz des adressierten Objekts findet, sondern sich im dialogischen Raum *zwischen* den Liebenden entfaltet. Die Liebenden erkennen einander in ihrer Existenz wechselseitig an und fördern sich «zueinander strebend» gegenseitig.

Unterschiedliche Formen von Liebe:

- **Éros** – bezeichnet die sinnlich-erotische Liebe, das Begehren des geliebten Objekts, den Wunsch danach, geliebt zu werden, die Leidenschaft.
- **Philía** – bezeichnet die Freundesliebe, Liebe auf Gegenseitigkeit, die gegenseitige Anerkennung und das gegenseitige Verstehen.
- **Agápe** – bezeichnet die selbstlose und fördernde Liebe, auch die Nächsten- und «Feindesliebe», die das Wohl des anderen im Blick hat.

> « ***Die Liebe lässt das Gefühl von Isolation und Getrenntsein überwinden.***

Liebe ist bekanntlich nicht zu verwechseln mit einem Gefühl. Den Partner zu lieben ist eine Entscheidung, die ich bewusst fälle und die mir dann die Weite auftut, mit viel Kreativität meine Zuneigung und Liebe ihm gegenüber auszudrücken und immer wieder neu darin erfinderisch zu bleiben.

Natürlich ergeben sich mit den gemeinsamen Lebensjahren auch schöne Gewohnheiten und Rituale, die die Liebe gegenseitig immer wieder aufzuwärmen vermögen und die Sicherheit und Geborgenheit geben.

Liebe ist weit mehr als Zuneigung. Aus ihr resultiert ein längerer Atem. Es gelingt eine Durststrecke durchzuhalten und vermehrt Geduld zu üben. Liebe ist ein gegenseitiges Geschenk und kann nicht abverlangt werden.

Die reife Liebe des «Eins-Seins» bedeutet, die eigene Integrität und Unabhängigkeit zu bewahren und damit auch die eigene Individualität. Die Liebe lässt das Gefühl von Isolation und Getrenntsein überwinden, erlaubt sich aber, sich treu zu bleiben und seine Integrität zu bewahren.

Es kann eine Kultur der Liebe angestrebt werden, die einen ganz natürlichen und ungekünstelten Umgang zur Folge hat. Oft schleichen sich aber auch bei Liebenden Umgangsformen ein, die das Glück stark belasten können:

- nörgeln
- kritisieren
- barsche Antworten
- grunzen
- anschnauzen
- schweigen
- ablehnende Mimik

*Passend dazu: *A und O *All-inclusive *Authentisch *Ehrlichkeit *Glaube *Klima der Liebe *Männer sind anders - Frauen auch *Nähe und Distanz *Respekt *Sprachen der Liebe *Zärtlichkeit*

Liebeskiller

Die häufigsten Trennungsgründe in Beziehungen sind fehlende Gemeinsamkeiten. Irgendwann ist das Feuer in jeder Beziehung aus. Oder doch nicht? Die häufigsten Fehler in einer Partnerschaft – und wie man sie vermeidet.[7]

Das sind die Liebeskiller:

1. Ungleiches Geben und Nehmen
2. Seitensprung
3. Der Partner darf sich nicht verändern.
4. Der Partner muss sich verändern.
5. Zu wenig Zeit als Paar
6. Unbewältigte Vergangenheit
7. Mangel an Zuneigung und Wertschätzung
8. Die gemeinsamen Ziele sind erreicht.
9. Du musst mich so nehmen, wie ich bin.
10. Bei uns geht es gerecht zu.
11. Du bist da, um mich glücklich zu machen.
12. Wir machen alles gemeinsam.
13. Wir reden über alles.
14. Bei uns ist immer was los, dann schläft die Liebe nicht ein.
15. Du musst doch merken, was ich brauche.
16. Wenn ich materiell für alles sorge, dann muss die Liebe halten.
17. Jeder ist 100%ig für seine Gefühle selbst verantwortlich.

18. Die anderen wollen, dass wir uns lieben.

19. Wir sind uns immer einig.

*Passend dazu: *All-inclusive *Beziehung *Entscheidung *Gleichwertigkeit *Klima der Liebe *Lösungen finden *Paradigmen *Respekt *Selbstmitleid *Sprachen der Liebe *Verantwortung *Werte*

Lösungen finden

Jahrelang haben wir versucht auf eine einschränkende Art und Weise Lösungen zu finden. Wir glaubten, dass wir uns in den Punkten mit sehr unterschiedlichen Meinungen möglichst in der Mitte treffen müssen, um dann gemeinsam dahinter stehen zu können. Wir unterhielten uns darüber, ob überhaupt, wie und wann etwas ausgeführt werden soll. Manchmal gab der eine (hoffentlich nicht immer derselbe) mehr nach als der andere. Jedenfalls blieb oft ein fauler Nachgeschmack übrig und die Kompromisslösungen waren selten zufriedenstellend. Dann entdeckten wir das Buch von Stephen Covey über die 3. Alternative. Dieses Konzept hat uns begeistert und verhilft uns seither zu überzeugten und beschwingten Lösungen. Fasziniert hat uns, dass es sich auch in unseren Familienbeziehungen bewährt und wertvolle, neue Lösungswege im geschäftlichen Alltag ermöglicht.

Es ist wichtig, gemeinsam über verschiedene Handlungsalternativen nachzudenken, um zu unserer bestmöglichen Lösung zu finden.

Unterschiede halten unsere Liebe lebendig und auf Dauer attraktiv.

Check:

- Machen wir einander zu viele Zugeständnisse?
- Komme ich dir häufig entgegen?
- Formuliere ich Wünsche nicht oder unklar?
- Hoffe ich, dass der andere eigene unausgesprochene Bedürfnisse herausspürt?
- Spreche ich Enttäuschungen oft nicht an und übergehe sie?
- Informiere ich den andern nicht ehrlich über Probleme?

Statt sofort zu antworten, könnte ich sagen: «Ich überlege es mir und sage dir später Bescheid.» So werden vorschnelle Antworten vermieden und ich laufe weniger in Gefahr, dass ich später meine Antwort bereue.

Das Prinzip der 3. Alternative nach Stephen Covey:

Konfliktlösung bedeutet traditionell «sich in der Mitte zu treffen», eine «lose-lose»-Situation, in welcher beide Parteien auf etwas Wichtiges verzichten müssen, um gemeinsam zu einer Lösung zu kommen. Stephen R. Covey lehrt uns die 3. Alternative, einen Lösungsansatz, der darüber weit hinaus geht und tatsächlich Synergie schafft. Er zeigt eine 3. Option auf, die «deinen Weg» und «meinen Weg» weiterträgt zu einer höheren und besseren gemeinsamen Lösung – einer, die es beiden Parteien ermöglicht, sich von Debatten oder sogar hitzigen Auseinandersetzungen wegzubegeben, hin zu einer kreativen Lösungsatmosphäre, die vorher niemand für möglich gehalten hätte. Mit der 3. Alternative muss niemand etwas aufgeben und jeder gewinnt. Stephen R. Covey illustriert das mit einer Fülle von Beispielen, unter anderem aus Job, Familie, Schule, Gesundheitswesen, Anwaltskanzleien und politischen Parteien.[8]

Privat macht den Menschen am häufigsten Arbeitsüberlastung und berufliche Unzufriedenheit zu schaffen. Zudem haben viele Beziehungsprobleme.

Die meisten Konflikte haben zwei Seiten. Die 1. Alternative bezeichnet meinen Weg, die 2. Alternative beschreibt deinen Weg. Durch Synergie erschließt sich uns eine 3. Alternative – **unser Weg,** ein höherer und besserer Weg der Konfliktlösung.

Anstelle meines und deines Weges beschreiten wir den Weg der Synergie, der uns zu weitaus besseren Ergebnissen führt. Gemeinsam sind du und ich viel mehr als wir allein sind.

Um eine 3. Alternative zu erkennen, muss ich ein Bewusstsein für mich selbst entwickeln und gleichzeitig den Standpunkt meines Gegenübers schätzen, obwohl er sich von meinem unterscheidet. Ich muss versuchen, diesen Standpunkt durch und durch zu verstehen. Nur dann können wir gemeinsam Synergie schaffen. Gemeinsam gestalten wir eine faszinierende Zukunft, die sich keiner von uns hätte träumen lassen.

Dazu braucht es die Bereitschaft den Partner zu akzeptieren, ihm Interesse entgegenzubringen und ihm mit Achtung zu begegnen. Er ist für mich kein Ding, sondern eine Person.

Erst darauf aufgebaut wird ein tiefes Verstehen möglich. Es geht darum sich wirklich die Mühe zu machen, wirklich zu verstehen, was der andere denkt. Ich will wissen, wie es in seinem Herzen, in seinem Verstand und in seiner Seele aussieht. Ich will kein Urteil darüber fällen. Genau das ist der Schlüssel, um neue Ideen auf den Weg zu bringen. Sie gedeihen am besten in einer Atmosphäre des gegenseitigen Verstehens. Dann können wir gemeinsam eine Win-Win-Lösung entwickeln, die für uns beide neu ist. Dazu muss ich mich vorerst von der Vorstellung verabschieden, dass nur meine Lösung richtig ist.

« ***Gemeinsam gestalten wir eine faszinierende Zukunft, die sich keiner von uns hätte träumen lassen.***

Synergie meint die Erarbeitung einer 3. Alternative. Dazu braucht man Leidenschaft, Energie, Erfindungsgeist und Begeisterung für die Schöpfung einer neuen Wirklichkeit, die weitaus besser ist als die bestehende. Deshalb spreche ich hier auch vom schöpferischen Paradigma.

Synergie ist eine schnelle, kreative und auf Zusammenarbeit basierende Form der Problemlösung.

Wahre Synergie setzt immer tief empfundene Achtung und Empathie voraus. Wir stellen die Überzeugungen und die Ideen eines anderen niemals in Frage! Wir wollen mehr über sein Denken, seine Energie und seine Beweggründe erfahren, denn das wird die Situation vollkommen verändern.

Prozess der drei Schritte zur Synergie:

1. Bekunden der eigenen Bereitschaft, nach der 3. Alternative zu suchen.
2. Definieren von klaren Erfolgskriterien für alle Beteiligten.
3. Experimentieren mit möglichen Lösungen, bis die erhoffte Synergie entsteht.

Schritt 1 setzt die Bereitschaft voraus, eine Lösung zu suchen, die besser ist als die, die jeder von uns beiden bisher im Sinn hatte. Dann erst geht's weiter zu Schritt 2.

Die eigentliche Aufgabe ist nicht die Lösung des Konflikts, sondern die Veränderung des Paradigmas, das den Konflikt überhaupt erst ermöglicht hat.

Die 3. Alternative verändert alles. Damit entsteht ein neuer Kuchen, der viel größer und besser ist. Während die meisten Konfliktlösungen lediglich eine Umverteilung bringen, bewirken 3. Alternativen eine echte Veränderung, eine Transformation.

Das traditionelle Verhandeln ist eine Mischung aus Gedankenlesen, Feilschen und Rechtfertigungen suchen. Es schwächt Beziehungen und führt meistens zu einem Kompromiss, der keinen begeistert. Das 3. Alternativ-Denken dagegen stärkt Beziehungen und führt zu Ergebnissen, die ein Gewinn für alle Beteiligten sind. Zwischen diesen beiden Ansätzen klafft ein riesengroßes Chancenloch, das sich in einer Zeit des zunehmenden Wettbewerbs keiner leisten kann. Verhandlungspartner, die ernsthaft nach einer 3. Alternative suchen, halten nichts vom Feilschen. Sie konzentrieren sich lieber darauf, gemeinsam Lösungsmöglichkeiten zu finden. Das ist ein spannender, kreativer und kraftvoller Prozess.

*Passend dazu: *A und O *Ehrlichkeit *Entscheidungen *Gefühle *Gespräche *Kommunikation *Paarpower *Paradigmen *Team *Vogelperspektive *Werte *XXL *Yes, we can *Ziele setzen*

Machtkämpfe

Zwei reife Persönlichkeiten haben nicht das Ziel, den anderen von sich abhängig zu machen. Besitzt eine Person einen sehr geringen Selbstwert, kann es sein, dass sie nach einer starken Persönlichkeit sucht, an die sie sich anlehnen kann. Nicht immer finden sich zwei Menschen, die perfekt wie zwei Puzzlesteine zueinander passen. Manchmal tritt einer stärker auf und der andere wird immer kleiner. Der eine lässt sich einschüchtern und genießt es doch, die Verantwortlichkeit abgeben zu können. Ängstlichkeit und Versagen machen sich breit und verhindern immer mehr ein partnerschaftliches und gleichwertiges Miteinander. Diese Ungleichheit wird sich entweder in einzelnen Lebensbereichen oder über das ganze Leben ausbreiten.

> « ***Bereits die Bibel lehrt uns Gleichwertigkeit und wertschätzenden Umgang unter den Geschlechtern.***

Wird diese krankmachende Symbiose nicht erkannt, werden die Machtkämpfe und Einschüchterungen immer stärker. Je nach Persönlichkeitstyp kommt es zu heftigen unkontrollierten Ausbrüchen oder es wird als stiller kalter Krieg ausgefochten. Meist stellen sich psychosomatische Beschwerden ein oder später werden bei den Kindern auffällige Verhaltensmuster sichtbar. Kinder haben feine Sensoren, besonders für Ungerechtigkeiten.

Die Zeiten des autoritären Patriarchalismus oder auch der emanzipierten Frauenrechtlerinnen sind veraltet. Bereits die Bibel lehrt uns Gleichwertigkeit und wertschätzenden Umgang unter den Geschlechtern.

Trotzdem gehört es zu unserem Menschsein, dass wir uns immer wieder minderwertig fühlen und zu mehr Macht und Selbstbehauptung greifen, um uns durchzusetzen. Die Auslöser sind für jede Person verschieden und oft gar nicht rational nachzuvollziehen. Sie haben mit der Prägung der Kindheit und mit der individuellen Lebenslogik zu tun. Außerdem sind sie auch mit meinen Möglichkeiten des Abgrenzens oder allgemein mit dem Umgang mit meinen Gefühlen verknüpft. Werden diese Zusammenhänge aufgedeckt, wird ein freieres und entspannteres Miteinander möglich.

Vermeiden Sie Machtkämpfe!

Macht und Machtstreben spielen in der Partnerschaft eine große Rolle. In uns allen steckt ein Drang zur Selbstverwirklichung, zur Selbsterhaltung und zur Daseinsgestaltung. Es ist ein schöpferischer Drang.

Streben nach unbeschränkter Macht ist lebensfeindlich. Dient das Machtstreben nicht mehr der Gemeinschaft, der Ehe, wird es zu einem Gefühl der Überlegenheit.

Der Machtkomplex ist ein Ausgleich von Unsicherheit und Minderwertigkeit. Die Folgen sind Herrschsucht, übergroßer Ehrgeiz und aggressive Überlegenheit. Dieses destruktive Machtstreben ist ehefeindlich. Der andere wird missbraucht und ausgebeutet.

> **« *In uns allen steckt ein Drang zur Selbstverwirklichung, zur Selbsterhaltung und zur Daseinsgestaltung.***

Machtkampf setzt immer zwei Parteien voraus. Niemand kann ohne einen Gegner kämpfen. Mit Kampf werden keine Probleme gelöst. Kampf hält den Krieg im Gang.

Herrschsucht ist Selbstsucht. Machtkampf ist Egoismus und Stolz. Es fehlt die Gleichwertigkeit, es fehlt die Achtung vor dem anderen. Einer will sich über den anderen stellen. Das ist Lieblosigkeit und darf in der Partnerschaft keinen Platz haben.

Reinhold Ruthe schrieb: «Wer das Du größer schreibt als

das Ich, das Wir mehr pflegt als den Egoismus, Zärtlichkeit größer schreibt als Machtstreben und den Glauben an Christus mehr lebt als Rechthaben, der praktiziert eine glückliche Ehe. Macht in der Ehe setzt unter Druck, löst Angst aus, unterdrückt und hebt sich über den anderen.»[9]

*Passend dazu: *Beziehungskiller *Durchsetzungsmuster *Gleichwertigkeit *Liebe *Rache *Selbstwert *Streiten *XXL*

Männer sind anders – Frauen auch

Selten meinen Frauen und Männer dasselbe, wenn sie dieselben Worte benutzen. Gegenseitiges Missverständnis liegt da auf der Hand.

Die folgenden zusammenfassenden Gedanken wirken klischeehaft und doch steckt Wahrheit in ihnen:

Frauen brauchen jemanden, der ihnen auf ihrem Weg beisteht und auf sie hört, wenn sie Gefühle äußern. Sie wünschen sich jemanden, der Mitgefühl zeigt für das, was sie durchmachen. Selbst wenn ein Mann nicht versteht, warum seine Frau völlig überwältigt ist, kann er seine Liebe, Aufmerksamkeit und Unterstützung anbieten.

Wenn eine Frau ihre Talsohle durchläuft, kommen Themen zum Vorschein, die tief in ihrem Inneren verborgen liegen. Fast alles, was in ihrer Vergangenheit an Ungelöstem und Heilungsbedürftigen übrig ist, wird in dem Moment an die Oberfläche kommen. Wenn Frauen wieder aus ihrem reinigenden Wellental herauskommen, machen sie normalerweise eine plötzliche Wendung zum Positiveren. Die Frau ist wieder sie selbst.

Einer Frau in Zeiten, in denen sie sich «ganz unten» in einem Wellental befindet oder in ein Loch fällt, Liebe entgegen zu bringen, ist ein großes Geschenk, und sie wird es schätzen. Allmählich wird sie sich aus den Zwängen der Vergangenheit befreien.

Auch wenn die Gefühlswelt der Frau zusammenbricht, ist das eine emotional reinigende Erfahrung.

Warnzeichen für Männer, die anzeigen, dass sie in ein Wellental gerät und daher besonders viel Liebe braucht:

Sie fühlt:	**Sie sagt:**
Überforderung	«Es gibt so viel zu tun.»
Unsicherheit	«Ich brauche mehr.»
Reizbarkeit	«Ich mache alles.»
Sorge	«Aber was ist mit ...»
Verwirrung	«Ich verstehe nicht, warum ...»
Erschöpfung	«Ich kann nicht mehr.»
Hoffnungslosigkeit	«Ich weiß nicht mehr, was ich tun soll.»
Passivität	«Es ist mir egal. Mach, was du willst.»
Forderung	«Du solltest ...»
Zurückhaltung	«Nein, ich möchte nicht ...»
Misstrauen	«Was meinst du damit?»
Kontrollbedürfnis	«Du, hast du schon ...?»
Missbilligung	«Wie konntest du vergessen ...?»

Indem ein Mann sie in diesen schwierigen Zeiten mehr und mehr spüren lässt, dass sie nicht allein ist, kann sich in der Beziehung ein neues Vertrauen bilden.

Eine Frau beispielsweise glaubt, dass sie besonders liebevoll ist, wenn sie eine Menge besorgter Fragen stellt und zum Ausdruck bringt, dass sie besonders einfühlsam ist. Wir stellen aber fest, dass das einem Mann sehr auf die Nerven gehen kann. Er fühlt sich kontrolliert und braucht seinen Freiraum. Sie ist irritiert und weiß nicht, was los ist, denn sie hat ihm ja genau die Unterstützung gegeben, die sie gern gehabt hätte.

Am leichtesten werden die Gefühle von Männern und Frauen verletzt, wenn sie ihre primären Liebesbedürfnisse nicht erfüllt bekommen.

Frauen brauchen:	**Männer brauchen:**
Fürsorge	Vertrauen
Verständnis	Akzeptanz
Respekt	Anerkennung
Hingabe	Bewunderung
Wertschätzung	Zustimmung
Sicherheit	Ermutigung

Wenn eine Frau von den Grundbedürfnissen des Mannes weiß, kann sie sich leichter merken, worin seine Unzufriedenheit begründet ist.

Häufige Kommunikationsfehler können dabei folgende sein:

1. Sie kritisiert sein Verhalten und sagt ihm, was er tun soll, als wäre er noch ein Kind. Dabei fühlt er sich ungeliebt, weil er sich nicht bewundert fühlt.
2. Er hört nicht zu, lässt sich leicht ablenken, stellt keine interessierten oder besorgten Fragen. Sie fühlt sich ungeliebt, weil er nicht aufmerksam ist und nicht zeigt, dass er sich um sie sorgt.
3. Er nimmt ihre Gefühle wörtlich und verbessert sie. Er denkt, sie fragt ihn nach Lösungen, und gibt ihr Ratschläge. Sie fühlt sich ungeliebt, weil er sie nicht versteht.
4. Er hört zu, aber wird leicht ungehalten und macht ihr zum Vorwurf, schlechte Laune zu haben. Sie fühlt sich ungeliebt, weil er ihre Gefühle nicht respektiert.

Weil die Grundbedürfnisse einer Frau in Fürsorge, Verständnis und so weiter bestehen, gibt sie ihrem Mann automatisch eine Menge davon. Der Mann bekommt dann das Gefühl, sie vertraue ihm nicht mehr. Vertrauen gehört aber zu seinen wichtigsten Bedürfnissen, nicht Fürsorge!

Gefühle sind nicht immer sofort einleuchtend, trotzdem haben sie ihre Berechtigung und brauchen Mitgefühl. Der Partner muss nicht immer damit übereinstimmen, um einen Standpunkt zu verstehen oder als guter Zuhörer geschätzt zu werden. Es ist gar nicht wichtig alle Einzelheiten zu verstehen. Trotzdem kann man ein guter Zuhörer sein.

Streiten Sie sich nicht über Gefühle und Meinungen. Machen Sie eine Pause und sprechen Sie später noch einmal darüber, wenn Sie gefühlsmäßig nicht mehr so «geladen» sind.

Man kann sich gegenseitig lieben, ohne die gegenseitigen primären Liebesbedürfnisse verstanden zu haben.

> « ***Genauso wie Männer die Kunst erlernen sollen ihrer Frau zuzuhören, um ihre primären Liebesbedürfnisse zu erfüllen, können die Frauen die Kunst erlernen, einem Mann Kraft zu geben, ihn ermuntern, sein Bestes zu geben.***

Das wichtigste Mittel, um erfolgreich die Liebesbedürfnisse seiner Frau zu erfüllen, ist die Kommunikation. Ein Mann kann eine Frau mit Fürsorge, Verständnis, Respekt, Hingabe, Wertschätzung und Sicherheit überhäufen, wenn er lernt, ihr zuzuhören.

Wenn ein Mann auf die Gefühle einer Frau hören kann, ohne frustriert und ärgerlich zu werden, macht er ihr damit ein wundervolles Geschenk. Er gibt ihr die Sicherheit, dass sie sich gefahrlos aussprechen kann. Je mehr sie sich ausdrücken kann, desto mehr fühlt sie sich gehört und verstanden und desto mehr kann sie ihrem Mann das liebevolle Vertrauen, Akzeptanz, Anerkennung, Bewunderung, Zustimmung und Ermutigung geben, die er braucht. Genauso wie Männer die Kunst erlernen sollen ihrer Frau zuzuhören, um ihre primären Liebesbedürfnisse zu erfüllen, können die Frauen die Kunst erlernen, einem Mann Kraft zu geben, ihn ermuntern, sein Bestes zu geben. Dies wird er tun, wenn sie ihm vertraut, ihn akzeptiert, seine Leistungen anerkennt, ihn bewundert, ihm zustimmt und ihn zu neuen Taten anspornt. Das Geheimnis einem Mann Kraft zu geben, besteht darin, ihn niemals ändern oder verbessern zu wollen! Erst wenn er direkt und ausdrücklich um einen Rat fragt, ist er offen für eine Hilfestellung bei seiner Veränderung.

Die Frau ist der Meinung, dass ihre Änderungsversuche aus reiner Liebe geschehen. Aber er fühlt sich kontrolliert, manipuliert, zurückgewiesen und ungeliebt. Er wird störrisch alles zurückweisen, weil er das Gefühl hat, sie lehnt ihn so, wie er ist, ab.

Je mehr eine Frau versucht ihren Mann zu verändern, desto mehr widersetzt er sich.

Die einen werden zustimmen, aber dann alles wieder vergessen und sich verhalten wie früher.

Damit ein Mann sich ändern kann, muss er sich auf eine akzeptierende Weise geliebt fühlen. Ansonsten wird er in eine Verteidigungshaltung fallen und jede Entwicklung abwehren. Nicht Erziehung, sondern die Liebe seiner Frau lässt ihn wachsen. Trauen Sie ihm zu, selbstständig zu wachsen. Teilen Sie ihm ehrlich ihre Gefühle mit, aber ohne zu verlangen, dass er sich ändert. Üben Sie sich im Vertrauen und in Geduld.

Üben Sie sich darin, dass der Partner nicht vollkommen sein muss, um sich Liebe zu verdienen. Beschenken Sie ihn und üben Sie sich in der Vergebung![10]

*Passend dazu: *Gleichwertigkeit *Identität *Kommunikation *Nähe und Distanz *Paaridentität *Persönlichkeitsstruktur *Sprachen der Liebe *Team *Übereinstimmung *Würde*

Menschliche Reife

Drei Faktoren entscheiden über das Erwachsensein eines Menschen:

1. Der erwachsene Mensch muss in der Lage sein, Verantwortung zu übernehmen.
2. Er muss unabhängig sein, Entscheidungen zu treffen.
3. Er muss finanziell unabhängig sein.

Wir beobachten, dass heute viele junge Erwachsene dieses Ziel verfehlen. Aber es ist nie zu spät, sich diese Ziele zu setzen und sie anzustreben!

Das beinhaltet, dass ein hohes Maß an Selbstwerdung und Selbstbewusstsein vorhanden sein muss, um dies auch in der Ehe partnerschaftlich zu praktizieren.

*Passend dazu: *A und O *Entscheidungen *Finanzen *Gleichwertigkeit *Identität *Paradigmen *Selbstwert *Verantwortung *Yes, we can *Ziele setzen*

Nähe und Distanz

Um die beiden Pole Nähe und Distanz kreist ein harmonisches Liebesleben. Eheleute brauchen beides. Mangelnde Geborgenheit in der Kindheit kann den distanzierten Persönlichkeitstyp fördern. Er versucht das Leben allein zu bewältigen. Er zieht sich zurück, hält Abstand und vermisst Nähe und Wärme nicht sehr, weil er sie kaum erlebt hat. Ohne dass er will, vermittelt er Kühle und Sachlichkeit. Oft schenkt er materielle Sicherheit, aber keine Wärme und Geborgenheit und der Partner an seiner Seite leidet unter der frostigen und distanzierten Beziehung. Fatal ist, dass der distanzierte Typ die Nähe des anderen sogar als Vereinnahmung und Nachspionieren erlebt.

> « ***Mangelnde Geborgenheit in der Kindheit kann den distanzierten Persönlichkeitstyp fördern.***

Leben beide Partner Distanz und Abhängigkeit extrem, kommt es zu größeren Konflikten. Der Abhängige, der Geborgenheit sucht und ohne sie unglücklich liebt, konfrontiert den Partner nicht selten mit schweren Vorwürfen. Beide produzieren Konflikte, weil sie verschiedene Erfahrungen mit Geborgenheit gemacht haben.

*Passend dazu: *Beziehung *Männer sind anders – Frauen auch *Persönlichkeitsstruktur*

Offenheit

Offenheit, Ehrlichkeit und Transparenz sind die Voraussetzung für ein gelungenes Miteinander. Beginnen sich Misstrauenssamen in unserer Beziehung einzuschleichen, keimen sie auf. Aber auch wenn trennende Gedanken und Taten vertuscht oder verbindende Gedanken und Taten nur vorgetäuscht werden, kann es zu fatalen Offenbarungsmomenten kommen.

> « ***Wenn wir dauerhaft in großer Offenheit miteinander leben wollen, müssen wir uns hüten, den anderen vorschnell zu verurteilen.***

Wenn wir dauerhaft in größtmöglicher Offenheit miteinander leben wollen, müssen wir uns hüten, den anderen vorschnell zu verurteilen. Im Besonderen wenn er sein Herz öffnet und in großem Vertrauen sich und seine Schwäche offenbart. Ganz besonders dann sind ironische Bemerkungen oder Bagatellisierungen fehl am Platz. Ebenso schlimm ist es auch, zu einem späteren Zeitpunkt in der Öffentlichkeit diese offenen Worte ungeschützt weiterzugeben oder unangemessen darauf zu reagieren und den anderen bloßzustellen.

*Passend dazu: *All-inclusive *Authentisch *Bewertung *Ehrlichkeit *Entscheidung *Gefühle *Gespräche *Liebe *Respekt *Selbstwert *Verantwortung*

Paaridentität

Jedes Paar lebt eine eigene Paaridentität. Sie besitzt die Stärken beider Ehepartner.

Sie kann formuliert werden: «Unsere Ehe ist ...»
(mehrere Begriffe in Sätzen ausformulieren).

In jeder Partnerschaft wird Liebe auf unterschiedliche Art und Weise ausgedrückt. Wie wir Liebe in der Herkunftsfamilie erlebt haben, wann wir uns früher geliebt oder nicht geliebt gefühlt haben, spielt noch heute eine entscheidende Rolle:

- Wie drückten früher mir nahestehende Personen Liebe und Wertschätzung aus?
- Wodurch fühlte ich mich geliebt?
- Was hätte ich mir gewünscht?
- Was habe ich dafür getan?
- Bezug zur heutigen Ehebeziehung?
- Gibt es Übereinstimmung?
- Wie können wir unseren gemeinsamen Ehe-Liebestank füllen?
- Was stärkt unser Ehe-Zusammenspiel, was hilft ihm?

*Passend dazu: *Gleichwertigkeit *Identität *Männer sind anders – Frauen auch *Paarpower *Partnerschaft *Reframing *Selbstwert *Sprachen der Liebe *Talente *Team *Übereinstimmung *XXL *Yes, we can *Ziele setzen*

Paarpower

In unserer Gesellschaftsentwicklung gilt in naher Zukunft die Ehe als antik und veraltet. Eine Paarbeziehung wird kaum mehr als verbindlich und lebenslänglich angestrebt. Das gemeinsame Ziel, eine Familie zu gründen, gemeinsam Kinder zu erziehen und als Gemeinschaft im herkömmlichen Sinn zu leben, wird zum Auslaufmodell und durch neue Formen abgelöst.

Eine Partnerschaft braucht immer wieder eine Erneuerung. Sie braucht eine geistliche Auffrischung und spirituelle Wellnesskuren. Schnell nisten sich Gleichgültigkeit und Gewohnheit ein. Lebendige Liebe kostet Engagement und Kreativität, Fantasie und Arbeit. Sie verlangt Nachdenken und Gebet.[11]

> « ***Wir brauchen eine Vision von Ehe.***

Die Ehe ist angelegt auf eine Liebesbeziehung. Die Ehe zielt über unser Miteinander hinaus. Ehen sind Orte, wo wir kreativ Leben weitergeben: Wir zeugen und empfangen Kinder – leibliche Kinder, geistliche Kinder; wir prägen eine kommende Generation. Wir sollen fruchtbar sein und uns mehren (1. Mose 1,28); mit unserer «Paarpower» setzen wir gestalterische Impulse in Familie, Gesellschaft, Kirche, in der Wirtschaft etc. Unsere Ehe ist Teil des Vermehrens und der Entwicklung.

Wir brauchen eine Vision von einer Ehe, die das kommende Reich Gottes mit einschließt.

In unserem Ehebund steht der gelebte Glaube an Gott im Zentrum. Ein gemeinsames christliches Projekt kann eine Ehe verbinden, hat jedoch fatale Folgen, wenn die gemeinsame Aufgabe uns zwar stärkt und ausfüllt, wir aber nicht parallel aktiv an unserer Liebesbeziehung arbeiten.

Wie können wir uns im Spannungsfeld «Liebesehe und gemeinsamer Auftrag» bewähren?

1. Zurück zur Quelle: als Bedürftige und Empfangende
2. Ideale loslassen: das Idealbild z.B. als Leiterehepaar im Unternehmen oder in der Freiwilligenarbeit
3. Sich abgrenzen lernen: Halt! Wissen und umsetzen, was wann in der Ehe und in der Führungsaufgabe wichtig ist.
4. Zurück zu den Anfängen: Träumen und Erleben unseres gemeinsamen Beginns
5. Segensspuren entdecken und feiern
6. Feierabend machen: Sich erholen und auftanken
7. Gottes Gnade – unsere Identität
8. Leben zu Gottes Ehre und zum Lob seiner Herrlichkeit

Im Kern sind wir ein Liebespaar – kein Dienstehepaar. Definieren wir uns als Unternehmer-Ehepaar? Oder setzen wir unsere Paaridentität beim lebendigen Gott an? Wir wirken zu Gottes Ehre vorerst als Liebespaar und erst im nächsten Schritt als Ehepaar im Dienst!

Das beinhaltet, dass wir erkennen, wann die Zeit für ein Miteinander in der Liebe dran ist – und wann es Zeit für unseren Auftrag ist. Je mehr wir in der Liebe zu Gott wachsen, desto feiner wird unser Gespür für das Richtige im Spannungsfeld «Liebesehe und Auftrag».

*Passend dazu: *A und O *Gleichwertigkeit *Paaridentität *Partnerschaft *Talente *Team *Übereinstimmung *Unterordnung *Werte *X *Yes, we can *Zeit finden*

Paradigmen

Ein Paradigma ist eine grundsätzliche Denkweise. Seit dem späten 18. Jahrhundert bezeichnet «Paradigma» eine bestimmte Art der Weltanschauung oder eine Lehrmeinung. Das Ersetzen von Paradigmen durch andere heißt Paradigmenwechsel.

Paradigmen spiegeln einen gewissen allgemein anerkannten Konsens über Annahmen und Vorstellungen wider, die es ermöglichen, für eine Vielzahl von Fragestellungen Lösungen zu bieten.

Das Wort «Paradigma» bezeichnet ein Denkmuster, das sich auf unser Verhalten auswirkt. Aus dem, was wir sehen, folgt das, was wir tun und schlussendlich auch das, was wir erreichen. Ändern sich unsere Paradigmen, ändert sich unser Verhalten und somit auch das Ergebnis.

> **« *Aus dem, was wir sehen, folgt das, was wir tun und schlussendlich auch das, was wir erreichen.***

Solche Lebensgrundüberzeugungen werden uns in unserer Gesellschaft, insbesondere unserem Elternhaus und Umfeld, weitergegeben und meist auch vorgelebt. Sehr stark werden wir auch in einer christlichen Gemeinschaft darin geprägt. Ich wage sie mit Spielregeln zu vergleichen, die uns ermöglichen Beziehung zu leben, zu arbeiten und Projekte zu entwickeln und Ziele zu erreichen.

Wenn wir als Ehepaar in grundlegenden Paradigmen nicht Übereinstimmung finden, wird das zu einem andauernden Konfliktherd und gegenseitiges Verständnis wird schwierig.

*Passend dazu: *Bewertung *Beziehung *Durchsetzungsmuster *Gefühle *Herkunftsfamilie *Identität *Kommunikation *Lebensstil *Lösungen finden *Reframing *Selbstwert *Werte*

Partnerschaft

Die glückliche harmonische Ehe ist die partnerschaftlich geführte Ehe. Partnerschaft bedeutet: lieben und geliebt werden. Eine Partnerschaft beinhaltet Dynamik und Leben, Spannung und Entspannung. Die Identität der einzelnen Person muss unangetastet bleiben. Harmonie meint nicht, die charakterlichen Unterschiede zu beseitigen.

Beide sind Schlüsselpersonen füreinander. Sie können sich wechselseitig fördern, helfen und beistehen.

Die Ehe ist kein Instantprodukt, sondern ein Prozess, eine Entwicklung und ein gemeinsames Suchen nach dem Leben. Ehe ist ein ständiger Dialog und eine unaufhörliche Weiterentwicklung.

> « ***Ehe ist ein ständiger Dialog und eine unaufhörliche Weiterentwicklung.***

Eine partnerschaftliche Ehe ist die Achse, um die sich alle anderen Familienbeziehungen drehen. Beide respektieren ihre Bedürfnisse und finden mögliche Wege.

Eine Partnerschaft ist vergleichbar mit einer gleichwertigen Seilschaft. Jeder kennt die Begabungen des anderen. Jeder kennt seine Stärken und die Stärken des Partners. Gerade die Verschiedenartigkeit ist spannend und bereichert die Beziehung und das gemeinsame Leben.

Trotzdem bringt nicht jeder Mensch das gleiche Potenzial in gleichem Maße mit. Sehr schnell stehen wir in der Gefahr, zu vergleichen und uns gegenseitig auszuspielen. Meistens verteidigen wir das eigene, weil es uns wichtiger und besser erscheint.

Aber wollen wir damit unsere Beziehung aufs Spiel setzen?

Gelingt es uns, aus jedem Partner das Beste zusammenzulegen, werden wir ein unglaubliches Potenzial haben, um wesentliche Beiträge für die Menschheit leisten zu können.

*Passend dazu: *Beziehung *Gespräche *Lösungen finden *Nähe und Distanz *Paarpower *Paaridentität *Team *Unterordnung *Vergebung *Würde *Werte *XXL*

Perfektionismus

Je perfekter ein Partner sein zu müssen glaubt, desto unzufriedener wird er. Niemals ist er mit seinen Leistungen zufrieden. Niemals kann er sich rückhaltlos freuen. Er kann nicht das Erreichte genießen. Und auf keinen Fall kann er zugeben, dass das stimmt. Seine Ziele sind so hoch gesteckt, dass er immer hinter seinen Erwartungen zurückbleibt.

Perfektionisten sind Alles-oder-nichts-Menschen. Was sie anstreben, tun und lassen, zeigt oft extreme Seiten. Sie sind himmelhochjauchzend, sobald sie ihrem Ziel nahe kommen, und zu Tode betrübt beim Versagen. Sie verurteilen Gleichgültigkeit und verachten das Mittelmaß. Sie kennen keine Gelassenheit. Das Zusammenleben mit solchen Menschen ist anstrengend. Sie fordern von sich und anderen viel.

> « ***Seine Ziele sind so hoch gesteckt, dass er immer hinter seinen Erwartungen zurückbleibt.***

Der erste Schritt bedeutet, sich anzunehmen, wie man ist, und sich nicht selbst in den überhöhten Ansprüchen zu rechtfertigen oder diese zu leugnen. Denken und Leben in Extremen kann nur durch Einsicht und Korrektur der Denkstruktur heruntergeschraubt werden. Neue konstruktive Verhaltensmuster werden sich im zwischenmenschlichen Umgang positiver auswirken.

*Passend dazu: *Beziehungskiller *Interaktion *Kommunikation *Machtkämpfe *Reframing *Übereinstimmung *Vergebung*

Persönlichkeitsstruktur

Es gibt unzählige Profile, die veranschaulichen, welche Eigenarten, Möglichkeiten und Grenzen verschiedene Menschengruppen und -typen haben.

Alfred Adler betont: «Für uns Menschen sind Menschen keine Typen, weil jede Person für sich einen individuellen Lebensstil hat. Wenn wir dennoch von Typen sprechen, so ist dies ein begrifflicher Kunstgriff, um die Ähnlichkeit der Individuen verständlicher zu machen.»

Adler spricht vom:

1. **Herrschertyp, vom dominanten Typ**
   rechthaberisch, bestimmend
2. **Nehmenden Typ, Gegenstück zum 1. Typ**
   abwartend, andere entscheiden lassen, geführt
3. **Vermeidungstyp,** vermeidet Lösungen und Probleme
   vermeidet Konflikte, weicht aus, läuft weg, wehrt sich nicht, weiß nur, was er nicht will
4. **Kämpfertyp,** ist aktiv und engagiert
   nicht herrschend, hat nicht das letzte Wort, ist konstruktiver, überzeugter

Die Stellung der Geschwisterreihe, die Rollenerwartungen der Eltern, endogene Veranlagungen und die schöpferische Kraft des Kindes, seine Kreativität, lassen aus dem psychosozialen Wechselspiel einen Lebensstil, eine Lebensleitlinie erwachsen, der/die mitunter einer bekannten Typenlehre ähnelt.

Zurzeit können verschiedenste Persönlichkeitstest im Internet ausgefüllt und ausgewertet werden. Eines der bekanntesten Modelle ist das Enneagramm. In einem Kreisdiagramm werden die Wesensmerkmale dargestellt und stehen miteinander in Verbindung. Richard Rohr erklärt diese sehr anschaulich in seinem Buch «Die 9 Gesichter der Seele», das auf christlicher Grundlage basiert und 2013 im Claudiusverlag bereits in der 47. Auflage erschienen ist.

Die Testauswertung und auch das Buch gemeinsam zu lesen wird wertvolle Anregungen im Vergleich zwischen Selbst- und Fremdeinschätzung für Ehegespräche bieten. Entscheidend ist, dass ich das für mich «typische Entdecken» meiner Stärken und Schwächen sehen lerne und dadurch besser mit mir und der Welt umgehen kann. Das Enneagramm und der zusätzliche Test können eine Hilfe sein – vor allem aber eine Ermutigung, sich weiter auf den Prozess der Selbsterkenntnis, Veränderung und Reifung einzulassen.

Riemann hat die menschlichen Charaktere vier Gruppen zugeordnet und sie darin zusammengefasst. Dieses Modell verwenden Seelsorger oft in seelsorgerlichen Beratungen. Die Erfahrungen bestätigen, dass es praktische Verständnishilfe bietet und dass es hilfreich im Leben eingesetzt werden kann. Mithilfe seines Modells zeigt Riemann, welche Kombinationen es für Ehepaare geben kann und welche Überforderungen, Themen und Stresspunkte dabei zu erwarten sind. Es hilft, mehr Verständnis und Geduld für das Zusammenleben zu bekommen und zeigt auf, wie man die Andersartigkeit des Partners schätzen lernen kann.[12]

*Passend dazu: *Charakter *Gefühle *Gleichwertigkeit *Herkunftsfamilie *Identität *Lebensstil *Lösung finden *Paradigmen *Reframing *Selbstwert *Verantwortung *Ziele setzen*

Probleme lösen

Konflikte ergeben sich automatisch im Zusammenleben.

Kein Ehepartner möchte Probleme haben. Im Ehealltag gehören jedoch immer wieder kleinere und größere Probleme dazu. Das Wort «Probleme» ist allerdings etwas abgedroschen und negativ. «Normale Herausforderungen im Beziehungsalltag» wäre eine treffendere Umschreibung. Diese Herausforderungen gilt es täglich gemeinsam zu meistern.

Viele wollen über die Probleme diskutieren, aber sie wollen keine Korrektur in Angriff nehmen. Viele wollen ständig klären, aber damit dem anderen die Schuld in die Schuhe schieben.

Wir können die Probleme in unserer Ehe lösen, wenn wir wollen. Wir sind zusammen eine Einheit, ein perfektes Zusammenspiel. Darum sind wir immer gemeinsam gefordert. Eheleute, die sich das nicht zutrauen, schieben Entschuldigungen vor und wollen Opfer bleiben.

Die Frage stellt sich an beide: Glaube ich daran, dass nur der andere schuldig ist? Bin ich bereit, an mir selbst zu arbeiten? Nehme ich meine und seine Wünsche und Fragen ernst genug?

Verschiedenartigkeit kann ebenfalls zu Spannungen führen. Es gibt aber nur sehr selten keinen gangbaren Lösungsweg.

6 Schritte zur Lösung von Problemen:

1. Günstige Ausgangsbedingungen schaffen.
2. Welches ist die beste Zeit, der geeignetste Raum, die günstigste Situation? Stehen wir oder einer von uns gerade unter Stress? Können wir uns entspannt zusammensetzen und austauschen?
3. Wir sprechen das Problem an und konkretisieren es. Um welches Thema geht es genau? Was wollen wir durch dieses Gespräch erreichen? Wohin soll unsere Ziellösung führen? Wir grenzen «das Problem» ein und bringen es auf

den Punkt. Hilfreich ist es, sich dazu Notizen zu machen.

4. Lösungsmöglichkeiten und Vorschläge suchen und sie aufschreiben. Alle Vorschläge werden kommentarlos notiert. Jeder Partner sollte mindestens zwei Vorschläge machen.
5. Die Lösungsvorschläge besprechen. Jeder Vorschlag wird auf Vor- und Nachteile untersucht.
6. Die besten Vorschläge werden nach Prioritäten geordnet.
7. Schritte auswählen, die zur konkreten Umsetzung führen.

Um die Beziehung nicht zu überfordern, kann ein Magnetsmiley an die Kühlschranktür oder in der Nähe der Haustür geheftet werden, der dem Partner ausdrücken soll, dass man müde oder einfach ausgelaugt heimkommt und noch eine Verschnaufpause braucht, um für das Miteinander da zu sein. Dies schützt vor falschen Interpretationen und schenkt die nötige Freiheit.

Manchmal können sich auch aktuelle starke Gefühlregungen über Nacht abkühlen und es sieht am nächsten Tag ganz anders aus. Jeder hat Tage, an denen nicht alles im Flow verläuft, und bereits am nächsten Tag stellt man sich die Frage, ob es wirklich so gravierend war.

Man kann Probleme aufbauschen und man kann Gefühle auch zerreden.

Wenn wir aber die Bereitschaft signalisieren, aktiv mitzuhelfen eine Lösung für das Problem zu suchen, sind wir auf einem guten Weg. Vielleicht braucht man auch vorerst nur Trost.

Ohne den Mut zum Austragen unserer Konflikte können wir nicht reifen. Bequemlichkeit, Bagatellisieren und Verdrängen ist der stärkste Feind unserer Beziehung.

*Passend dazu: *Chancen *Entscheidungen *Gespräche *Kommunikation *Krisen *Liebe *Lösungen finden *Reframing *Selbstwert *Verantwortung *XXL *Yes, we can *Ziele setzen*

Qualitätssicherung

Die Qualität einer Begegnung vom Ich zum Du braucht viel Mut und Offenheit. Man muss organisierte und spontane Zeitmomente und -fenster dafür einsetzen und nutzen.

Woher beziehen wir unseren Halt? Sind dies gemeinsame Erlebnisse? Was verbindet uns noch stärker? Worauf wollen wir vermehrt achten?

Reden wir über und von uns und teilen wir uns dem andern mit, wie es uns gerade geht, oder reden wir hauptsächlich über Dinge, die es zu erledigen, zu planen und zu absolvieren gilt? Gibt es Abende, an denen wir solche auf das Du ausgerichtete Gespräche miteinander führen?

> « ***Gemeinsam können unzählige Widrigkeiten des Lebens bewältigt werden.***

Welche Priorität hat meine Ehebeziehung, meine Liebesbeziehung und allgemein meine Partnerschaft? Welchen Wert haben sie für mich? Mit welchen Werten verbinde ich sie?

Wird das «Wir-Gefühl» gestärkt, wird automatisch auch der innere Kern der Beziehung genährt.

Gemeinsam können unzählige Widrigkeiten des Lebens bewältigt werden. Wenn wir diese allein bewältigen müssten, wäre das viel energieraubender.

Es ist wichtig, gegenseitig anzuerkennen, was der andere leistet und geleistet hat. Planen wir gemeinsam, wird das mit Respekt und Dankbarkeit verbunden sein.

Wir müssen in der Ehebeziehung regelmäßig Bilanz ziehen. Dabei soll nicht vergessen werden, sich über momentane Anliegen und nächste Ziele auszutauschen. Man darf sich auch gerne gegenseitig an das erinnern, was man bereits miteinander erreicht hat, worüber man sich freuen und sogar, worauf man stolz sein kann.

Es ist wichtig, sich gegenseitig ab und zu solche Fragen zu stellen:

- Wie zufrieden sind wir mit unserer Beziehung?
- Übergehe ich manchmal meine Bedürfnisse?
- Wo könnten wir deutlicher unsere Unterschiede formulieren?
- Welchen stillen Wunsch hegen wir schon länger?
- Wo könnten wir einander differenzierter antworten?
- Wie können wir einander noch besser kennenlernen?
- Wie können wir dem anderen vermehrt zeigen, dass wir ihn lieben?
- Wie können wir einander in unserer Entfaltung noch mehr unterstützen?

*Passend dazu: *A und O *Authentisch *Gefühle *Gleichwertigkeit *Lösungen finden *Offenheit *Paarpower *Reframing *Vogelperspektive *Werte *Wille *XXL *Yes, we can *Ziele finden *Ziele setzen*

Rache

Rachefeldzüge bringen nichts außer noch mehr Unfrieden, Entwürdigung und Verletzung. Vergeltung ist zwar ein nicht seltenes, aber kurzfristiges Mittel, um sich besser zu fühlen.

Wer sich von seinem Partner abwendet, bricht sogar sein Eheversprechen.

Das menschliche Rachebedürfnis beginnt automatisch zu wuchern, wenn wir uns nicht entschließen, von unserer Seite her die Sache stehen zu lassen und loszulassen – zu vergeben.

« ***Wer sich von seinem Partner abwendet, bricht sogar sein Eheversprechen.***

*Passend dazu: *Beziehungskiller *Durchsetzungsmuster *Ehrlichkeit *Eifersucht *Entscheidung *Gefühle *Perfektionismus *Vergebung*

Reframing

Reframing meint Umdeutung. Durch Umdeutung wird einer Situation oder einem Geschehen eine andere Bedeutung oder ein anderer Sinn zugewiesen, und zwar dadurch, dass man versucht, die Situation in einem anderen Kontext (oder Rahmen) zu sehen. Die Metapher hinter dem Ausdruck geht darauf zurück, dass ein Bilderrahmen den Ausschnitt des Gesamtbildes definiert, wie dies auch jemandes Blickwinkel bezüglich der Realität tut. Ein Rahmen bedeutet auch ein Konzept, welches unsere Sicht eingrenzt. Verlassen wir diese geistige Festlegung, können neue Vorstellungen und Deutungsmöglichkeiten entstehen.

Einem in der Umdeutung geschulten Menschen ist es durch Kommunikation möglich, Szenen in einem anderen Blickwinkel (Rahmen) erscheinen zu lassen, sodass er es Beteiligten erleichtert, mit der Situation umzugehen.

> **« *Verlassen wir diese geistige Festlegung, können neue Vorstellungen und Deutungsmöglichkeiten entstehen.***

Ein Beispiel hierfür ist die Umdeutung der Rolle als Opfer («Die Sucht überkommt mich einfach.») in eine aktive Rolle, aus der heraus andere Entscheidungen als bisher getroffen werden können («Wie sehen die Situationen aus, in denen Sie sich dazu entscheiden, nun die Droge einzunehmen?»). Andere Beispiele sind die Umdeutung eines als negativ wahrgenommenen Verhaltens («Meine Mutter mischt sich ständig in mein Leben ein.») in ein positives («Ihre Mutter möchte Sie also beschützen.») oder eine Sensibilisierung dahingehend, dass ein «gut gemeintes» Verhalten beim Adressaten negative Effekte auslöst.

Eine Umdeutung aus dem Alltag lautet beispielsweise: «Scherben bringen Glück!» Bei diesem Beispiel wird das gebrochene Geschirr (Verlust) zu einer positiven Erfüllungsbedingung für einen (weit) höheren Wert genutzt: Erfüllungsbedingung für den Wert GLÜCK. Ein Reframing (Umdeutung) ist besonders erfolgreich, wenn der zu erfüllende WERT (subjektiv für den Leidenden) tatsächlich höherrangig (innerlich wesentlicher) repräsentiert wird. Daraus kann eine Reframing-Struktur zu erfolgreicher Umdeutung abgeleitet werden.

In aufreibenden Verhaltensmustern können auch positive Aspekte gefunden werden:

streitsüchtig

- Streitsüchtige Menschen gehen den Konflikten nicht aus dem Weg.
- Erkennen die Probleme und wollen sie möglichst sofort lösen.
- Können den eigenen Standpunkt vertreten.
- Begrüßen die Auseinandersetzung.
- Suchen den Kontakt.

zurückhaltend, verschlossen

- Zurückhaltende Menschen überlegen sehr genau, was und wie sie es sagen.
- Möchten andere nicht belasten.
- Haben ein Gefühl für Integrität.
- Haben ein großes Innenleben.
- Sind zuverlässig.
- Sind rücksichtsvoll.
- Wollen Privatsphäre und gelegentlich Abstand.

sich nicht um andere sorgen, andere stehen lassen

- Solche Menschen sind unabhängige, eigenständige Menschen.
- Trauen anderen viel zu.
- Beschäftigen sich viel mit sich selbst.
- Fühlen sich unbelastet, weil sie die Lasten anderer nicht aufladen.
- Sind sehr selbstbewusst.

aggressiv, feindselig

- Aggressive Menschen haben viel Kraft.
- Investieren sehr viel Energie, wenn sie Dinge ansprechen.
- Können sich gut durchsetzen.
- Sind vital und aktiv.

zurückgezogen, zufrieden

- Zurückgezogene Menschen können sich gut mit sich beschäftigen.
- Können gut mit sich allein sein.
- Schützen sich und ihre Intimsphäre.
- Lassen anderen viel Freiraum.
- Sind bescheiden.
- Können nachdenklich sein.
- Können ruhig sein.

nörgeln, kritisieren

- Nörgelnde Menschen können äußern, was ihnen missfällt.
- Sagen, wenn ihnen etwas nicht passt.
- Sind sehr aufmerksam.
- Machen sich Gedanken über Veränderungen.
- Sind fähig Kritik zu üben.
- Können rasch Vor- und Nachteile sehen.
- Sind engagiert.

faul

- Faule Menschen können es sich leicht bequem machen.
- Können sich entspannen.
- Haben Vertrauen in die Fähigkeit anderer.
- Sind gut ausgeruht.
- Können gut annehmen, was andere für sie tun.
- Sind gelassen.
- Können den Moment genießen.
- Lassen sich nicht stressen.

ungeduldig

- Ungeduldige Menschen können schnell auf Situationen reagieren.
- Sind dynamisch.
- Können Dinge in Bewegung setzen.
- Sind spontan und lebendig.
- Sind tatkräftig.

- Wollen alle Momente genießen.
- Möchten nichts verpassen.

depressiv, befangen

- Depressive Menschen können die Schattenseiten im Leben wahrnehmen.
- Sind nicht oberflächlich, sondern tiefgründig.
- Nehmen Dinge und Beziehungen sehr ernst.
- Sind rücksichtsvoll und bedacht, nicht zu verletzen.
- Haben hohe Erwartungen.
- Sind feinfühlig.

egozentrisch, selbstbezogen

- Egozentrische Menschen können eigene Bedürfnisse gut spüren und durchsetzen.
- Machen anderen keine Schuldgefühle.
- Sind kreativ und mutig.
- Kennen die eigenen Grenzen.
- Können Grenzen setzen.
- Können sich schützen.

*Passend dazu: *All-inclusive *Bewertung *Entscheidung *Liebe *Lösungen finden *Paradigmen *Selbstwert *Verantwortung *Werte *Yes, we can *Ziele setzen*

Respekt

Jeder kennt Situationen, in denen es hart auf hart kommt. Je heftiger die Emotionen sind, umso schwieriger wird es, den anderen zu respektieren.

Wie, wann, wie viel und ob wir überhaupt Respekt entgegenbringen, hängt davon ab, ob es sinnvoll erscheint, sachlich auf die Streitpunkte einzugehen oder ob ich eher gelernt habe, selbstbezogen nur für mich und meine Bedürfnisse zu kämpfen.

Das Grundgerüst dazu haben wir in unserem Elternhaus erlebt und mitgenommen.

> « ***Respekt ist keine billige Toleranz, sondern eine wertvolle Eigenschaft, die Menschen zusammenbringt.***

Im Elternhaus erlernen wir ein respektvolles Miteinander. Der Wert, den anderen zu achten und ehren, ihm Wertschätzung entgegenzubringen, wird im Elternhaus definiert und gelebt. Dies kann in der Realität sehr unterschiedlich aussehen und heute scheint dieser Wert immer seltener gelebt und umgesetzt zu werden. Den andern höher (oder mindestens gleich hoch) zu achten, ihm Respekt zu erweisen ist in unserer neuen Gesellschaft nicht mehr so wichtig. Freundlichkeit, Höflichkeit und Anstand werden in einer ich-bezogenen Welt kleingeschrieben.

Heute wird oft das Wort Toleranz dafür umso intensiver verwendet, aber leider beinhaltet das nicht, den anderen in seiner Würde zu achten und ernst zu nehmen. Es fordert eher, ihn in seiner Eigenart stehen zu lassen.

Respekt ist aber mehr. Es ist keine billige Toleranz, sondern eine wertvolle Eigenschaft, die Menschen zusammenbringt.

*Passend dazu: *All-inclusive *Klima der Liebe *Machtkämpfe *Unterordnung *Werte*

Rituale

Wir können unsere Beziehung mit guten Gewohnheiten und Ritualen verbessern.

Beispiele:

- Wir legen uns nicht schlafen, bevor wir Streit, Bitterkeit und Wut geklärt haben.
- Wir beten regelmäßig zusammen.
- Wir halten jeden Tag unsere «Stille Zeit».
- Wir segnen unsere Kinder jeden Tag.

Jeder kennt andere hilfreiche Gewohnheiten. Sie bringen Ordnung in unser Leben und geben Halt im Alltag. Sie strukturieren die Tage. Sie haben sogar eine heilende Wirkung, verleihen Sicherheit und Geborgenheit, helfen mit Ängsten, Depressionen, Ärger und Eifersucht fertig zu werden.

Das Abendgebet ist ein wichtiges Ritual. Es schafft Distanz zu den Erlebnissen des Tages. Wir geben unseren Ärger, unsere Befürchtungen, unsere Ängste und Sorgen an Gott ab. Wir verschaffen uns inneren Frieden und einen gesunden Schlaf.

> « ***Das Abendgebet ist ein wichtiges Ritual.***

Auch Begrüßungsrituale am Morgen nach dem Aufwachen spielen eine große Rolle. Sie verschaffen Gemeinschaft und bauen Ängste ab, vermitteln Sicherheit und geben das Gefühl der Zugehörigkeit.

Zwei Menschen, die sich lieben, sind kreativ. Sie entdecken und entwerfen neue Gewohnheiten und Rituale, die beide beglücken, erfreuen und innerlich zusammenwachsen lassen.

Welche zusätzlichen Rituale wünsche ich mir, um das Zusammengehörigkeitsgefühl zu stabilisieren?

*Passend dazu: *Balance *Beziehung *Chillen *Feiern *Klima der Liebe *Paarpower *Team *Sprachen der Liebe *Übereinstimmung *Überraschungen *Xàbia *Zeit finden*

Selbstmitleid

Diejenigen Menschen, die kein gesundes und starkes Selbstbewusstsein entwickelt haben, leiden oft unter Selbstmitleid. Selbstmitleid ist eine destruktive Lebenseinstellung. Ich tue mir selbst leid, füge mir selbst Leid zu und bedauere mich zutiefst. Ich leide, um die andern zu beeindrucken. Was der andere mir getan hat, kränkt mich sehr. Die Selbstbestrafung kann den Partner beeindrucken, sie kann ihn aber auch abstoßen. Niemand kann uns verletzen, wenn wir es nicht zulassen. Niemand verfällt in Selbstmitleid, wenn er sich nicht etwas davon verspricht. Die Selbstverletzung macht uns blind für den andern. Wir kreisen narzisstisch um uns selbst.

« Selbstmitleid ist eine destruktive Lebenseinstellung.

Benachteiligung, Ablehnung, Ungerechtigkeit und Kränkungen aller Art können wir im Leben und in der Ehe nicht vermeiden. Die Frage bleibt: Wie gehen wir damit um?

*Passend dazu: *Durchsetzungsmuster *Entscheidung *Gefühle *Paradigmen *Selbstwert *Verantwortung *Vergebung*

Selbstwert

Menschen mit niedrigem Selbstwert speichern die positiven und negativen Aspekte anderer in zwei völlig unterschiedlichen Gedächtnissystemen. Wer ein starkes Selbstwertgefühl besitzt, fügt die Eigenschaften anderer Personen zu einem einheitlichen Bild zusammen, das den Partner insgesamt in einem freundlicheren Licht erscheinen lässt.

> « ***Menschen mit einem guten Selbstwert spalten den Partner in kritischen Momenten nicht in Gut und Böse auf, sondern behalten seine Gesamtpersönlichkeit im Blick.***

Ein Test hat gezeigt, dass Personen mit einem starken Selbstwert sehr schnell positive und negative Eigenschaften eines anderen abrufen können. Personen mit einem geringen Selbstwert tun sich dagegen schwerer, die positiven und negativen Seiten ihres Partners präsent zu halten. Sie lassen sich von den «schlechten» Seiten und Launen sehr viel mehr verunsichern und empfinden sie als bedrohlicher als jene Personen, die das Gesamtbild der Partnerpersönlichkeit vor Augen haben. Sie neigen dazu, je nach Verhalten des Partners, ihre Beziehung als gut oder schlecht zu beurteilen – neigen zum «Schwarz-Weiß-Denken». Sie schwanken in der Bewertung ihres Lebenspartners. Menschen mit einem guten Selbstwert dagegen spalten den Partner in kritischen Momenten nicht in Gut und Böse auf, sondern behalten seine Gesamtpersönlichkeit im Blick.

Ein schwaches Ich hat Angst vor Fremdem und Neuem. Daraus entsteht oft ein Verhaltensmuster, in dem sich diese Person fast immer rechtfertigen muss. Sie versteckt sich hinter dieser

Schutzmauer und kann sich nur so im Leben behaupten. Rechthaberei und Intoleranz sind Symptome eines unzureichenden Selbstwertgefühls.

*Passend dazu: *Eifersucht *Einheit der Persönlichkeit *Gefühle *Identität *Lebensstil *Paradigmen *Persönlichkeitsstruktur *Selbstmitleid *XXL*

Sexualität

Das Sexualverhalten ist zweifellos von biochemischen Prozessen abhängig, es wird aber andererseits zugleich von psychischen und sozialen Faktoren beeinflusst. Die sexuelle Beziehung ist eine Frage des Menschenbildes. Ist sie ein Fangseil, um den anderen an sich zu binden, eine Waffe, um zu quälen und zu demütigen, ein Werkzeug, um jemanden hörig zu machen, ein Radiergummi, um Streit zu schlichten, oder einfach ein Befriedigen des eigenen Sexualbedürfnisses? Sexualität kann missbraucht, pervertiert und schamlos zweckentfremdet werden. Das körperlich-sexuelle Zusammenspiel zweier Menschen ist der krönende Abschluss einer partnerschaftlichen Beziehung, aber nicht der Anfang.

Nicht die Liebe im umfassenden Sinn bestimmt die Anziehung, sondern die Reaktion der Drüsen fordert ihren Tribut. Jugendliche verwechseln dann körperliches Begehren, Leidenschaft, Trieberfüllung, Geschlechtsverkehr mit Liebe. Er spricht von Liebe und berauscht sich an ihrer Figur, meint ihren Busen, starrt ihre Hüften an und ist von den langen Haaren beeindruckt. Alle diese Dinge gehören auch dazu, sie sind ein Instrument im Klangkörper des Orchesters Liebe.

Lust ist mehr als ein biologischer Faktor, mehr als sexuelle Befriedigung, mehr als Orgasmus. Sie ist Freude am Partner, Sehnsucht nach Gegenliebe und Geborgenheit.

Lust ist das Geschenk zweier Menschen für die Bedürfnisse von Geist, Seele und Leib. Sexuelle Partnerschaft ergibt sich normalerweise aus einer gewachsenen Zweierbeziehung. Sie ist die höchste Steigerungsform der Vertrautheit. Die Liebe des Menschen ist eine aktive Kraft, die Mauern durchbricht, durch die der Mensch von seinem Mitmenschen getrennt ist und die ihn mit dem anderen vereint.

In einer jungen Ehe, in der Kinder erwünscht sind, ist die leibliche Vereinigung eine grandiose Verwirklichung der Liebe. «Es gibt auf der Erde keine großartigere Möglichkeit der Einigkeit von Geist, Körper und Seele, von der Gegenwart und Zukunft, von Erfüllung und Hoffnung.»[13]

Es beglückt, sich gegenseitig zu beschenken und die Transformation des «Wir» zu erleben.

Man darf sich nicht übermäßig beeinflussen lassen von den klischeehaften Verkörperungen des Sexuallebens in unserer Gesellschaft. Jeder soll sich am eigenen Herzen und seinen Empfindungen orientieren. Der Irrgarten aus den Medien kann das Gefühl für die unbefangene Spontaneität in der Liebe abtöten.

Die gegenseitige Liebe darf in behutsamer Zärtlichkeit zum Ausdruck kommen oder es darf auch mal nur ein kurzer intensiver Quicky sein.

> « ***Sexuelle Partnerschaft ergibt sich normalerweise aus einer gewachsenen Zweierbeziehung. Sie ist die höchste Steigerungsform der Vertrautheit.***

Es gibt in der körperlichen Liebe nichts Perverses, wenn beide Partner in voller Übereinstimmung stehen. Wenn irgendeine Praxis von einem der Partner gefordert oder erzwungen wird, um der eigenen sexuellen Befriedigung willen, steht das aber nicht im Zeichen der Liebe, sondern in der egozentrischen Befriedigungssucht des einen.

Gelebte Sexualität soll nicht zur fahrplanmäßigen Gewohnheit werden. Sie muss ein Fest bleiben, was eher gelingt, wenn die leibliche Beziehung eine Sache des Herzens und ein Ausdruck der Liebe füreinander bleibt.

Werden innerseelische Verspannungen oder Verkrampfungen deutlich, lohnt es sich vertrauensvolle Gespräche oder biblisch-therapeutische Seelsorge in Anspruch zu nehmen. Erfahrungsgemäß bleiben frühere (vielleicht sogar traumatische Erfahrungen) nicht bestehen, sondern können überwunden, gelöst und geheilt werden. Die behutsame, fragende und einfühlsame Liebe des Ehepartners ermöglicht, dass sich keine negativen Gefühle einnisten und zu chronischen Störfaktoren werden.

Leistungsdruck oder Wettbewerb können sehr einschränkend und lähmend sein.

In den seltensten Fällen sind Impotenz und Frigidität nicht heilbar. Aber vor allem in späteren Jahren kann es dafür nicht selten eine hauptsächlich gesundheitliche Begründung geben, die dann beide Partner auffordert, neue Wege der gemeinsamen Sexualität zu suchen.

Unterschiede im sexuellen Empfinden von Mann und Frau

Sexuelle Ziele:

Männer denken rationaler, sachlicher, lösungsorientierter. Frauen denken menschenorientierter, beziehungsorientierter und gefühlsbezogener.

Für Männer ist es wichtig, Ziele zu erreichen. Sie sind kriegerischer, aggressiver, leidenschaftlicher. Frauen sind Ernährer und Pfleger, zärtlicher und inniger in der Liebe und auf Mitgefühl, Teilen und Mitteilen ausgerichtet.

Eigenarten der Männer:

- Sie steuern auf Ziele zu.
- Sie können die sexuelle Befriedigung von ganzheitlicher Liebe trennen.
- Männer denken oft an Sex.
- Männer haben ein ausgeprägtes sexuelles Fantasieleben.
- Sie wollen nicht immer den ersten Schritt tun.
- Männer können mit Sport sexuelle Wünsche nicht kleinhalten.

- Männer sind visuell eingestellt.
- Für Männer beinhaltet der Orgasmus Stressabbau.

Eigenarten der Frauen:

- Frauen sind in erster Linie beziehungsorientiert.
- Sie wollen ein kultiviertes Vorspiel.
- Sie sehnen sich nach Geborgenheit und Zärtlichkeit.
- Werden ihre Bedürfnisse erfüllt, sind sie auch sexuell bereit.
- Frauen sind für kleine Aufmerksamkeiten empfänglich.[14]

*Passend dazu: *All-inclusive *Authentisch *Bewertung *Ehrlichkeit *Einheit der Persönlichkeit *Glaube *Klima der Liebe *Liebe *Liebeskiller *Offenheit *Persönlichkeitsstruktur *Reframing *Rituale *Sprachen der Liebe *Überraschungen *Zärtlichkeit*

Sprachen der Liebe

Der Psychologe Gary Chapman, der dieses Phänomen jahrelang beobachtet hat, schreibt seit Anfang der 1990er Jahre mehrere Bücher über die Liebessprachen der Menschen. Mit dem Psychiater Ross Campbell erweiterte er die Interpretation der Liebessprachen in verschiedene Lebensentwicklungsbereiche. Neben dem Basiswerk «Die 5 Sprachen der Liebe» sind weitere Bücher und Hörbücher erschienen.[15]

Chapman vergleicht die persönliche Liebesprache auch mit einer Fremdsprache. Wenn zwei Menschen mit unterschiedlicher Muttersprache aufeinandertreffen, wird eine Kommunikation miteinander schwierig bis unmöglich. Wenn jeder der beiden Partner die andere Sprache erlernt, wird Kommunikation möglich, sodass der Partner sich geliebt weiß und sich je nachdem auch geliebt fühlt.

Jeder Mensch hat eine «Muttersprache» der Liebe, mit der er instinktiv seine Liebe ausdrückt. Ist die «Muttersprache» des Partners eine andere, kommen seine Liebesbeweise nicht an; der andere «hört» oder «versteht» sie gar nicht. Umgekehrt genauso.

> ***«Jeder Mensch hat eine «Muttersprache» der Liebe, in der er instinktiv seine Liebe ausdrückt.***

Es ist eine Hilfe, die individuelle Liebessprache des Partners mit einem Schlüssel zum passenden Türschloss zu vergleichen. Dies gilt genauso für die Herzenstür eines jeden Kindes und ermöglicht dann Beziehung zu leben. Es setzt natürlich auch voraus, dass ich mich kenne und weiß, womit man mir Liebe bezeugen kann.

Lob und Anerkennung

Erfolg und Leistung werden mit Lob und Anerkennung belohnt. Lobende und anerkennende Worte zeigen den Menschen Wertschätzung, Respekt und Bewunderung. Ermutigende Bemerkungen lassen das Gesicht eines solchen Menschen erstrahlen und zu weiteren Hochleistungen motivieren. Komplimente und positive, ermutigende Worte sagen diesem Partner, dass Sie ihn lieben.

Zweisamkeit – Zeit nur für dich

Bei absoluter Zweisamkeit fühlen sich diese Menschen geliebt und respektiert. Es geht ihnen um die Zeitinsel, die bewusst nur zu zweit verbracht wird. Sie bedeutet eine hohe Qualität. Die uneingeschränkte Aufmerksamkeit wird hoch geschätzt. Dies kann ein gemeinsames Essen, ein Spaziergang, ein Wellnessbad oder auch ein Wochenende zu zweit sein. Wichtig dabei ist, durch nichts und niemanden gestört zu werden!

Geschenke, die von Herzen kommen

Es geht dabei nicht um den realen, sondern den ideellen Wert, beispielsweise gekoppelt an eine Erinnerung oder an eine geheime Vorliebe. Es wird als Zeichen der Wertschätzung und Aufmerksamkeit gewertet. Der Geschenk-Typ schätzt es, wenn ein passendes Geschenk liebevoll ausgesucht und vielleicht noch zusätzlich kreativ verpackt ist.

Hilfsbereitschaft, Liebesdienste

Es geht auch hier nicht um die Größe und Intensität einer Hilfeleistung. Es können kleine, unscheinbare und einfache alltägliche Dienstleistungen sein, die dem anderen jedoch als große Liebesbezeugungen erscheinen.

Zärtlichkeit, Körperkontakt

Umarmungen und Streicheleinheiten geben diesen Menschen ein sehr wohltuendes Gefühl. Über Berührungen fühlen sie die

Qualität der Beziehung. Der zärtliche Umgang miteinander bedeutet mehr als alle Worte. Der Liebesakt ist nur eine Form des Austauschs von Zärtlichkeiten. Jede Berührung ist ein Liebesbeweis.

In jeder dieser Sprachen gibt es noch ein paar Dialekte. In der Sprache der Zweisamkeit können es beispielsweise «Gespräche mit ungeteilter Aufmerksamkeit» oder «gemeinsame Unternehmungen zu zweit» oder auch «chillen zu zweit» usw. sein. Manchmal hängt es von der Situation oder mit der jeweiligen inneren Verfassung ab, was gerade bevorzugt wird.

Am Anfang einer Beziehung wendet man automatisch meist alle 5 Sprachen gleichzeitig an. Man macht dem Partner Komplimente, nimmt sich viel Zeit zu zweit. Man macht häufig kleinere Geschenke. Man hilft einander, unterstützt den anderen in dem, was er tut, und man berührt sich, so oft es geht.

Im Alltag und auf Dauer ist es meist nicht möglich, die gleiche Intensität aufrecht zu erhalten. So fällt jeder auf seine «Muttersprache der Liebe» zurück. Sind die Sprachen der Partner verschieden, kommen sie einfach immer weniger beim anderen als Liebesbezeugungen an.

Dieses einfache Konzept weckt Verständnis und ist einfach anzuwenden. Als eingeübte Ressource können die 5 Liebessprachen ein wertvolles Reisegepäck für Durststrecken werden und erinnern, wie der Liebestank wieder vollgetankt werden kann.

*Passend dazu: *All-inclusive *Entscheidung *Klima der Liebe *Kommunikation *Liebe *Liebeskiller *Selbstwert *Talente *Überraschungen *XXL *Ziele setzen*

Streiten

Wir wollen faires Streiten einüben. Wo Menschen zusammenleben – auch in der Ehe – ist Streit unvermeidlich. Meinungsverschiedenheiten, unterschiedliche Standpunkte und Grundsatzdebatten inklusive Missverständnisse müssen stattfinden. Streit kann benutzt werden, um den anderen zu demütigen, zu entwerten und zu bestrafen.

Wie kann faires Streiten aussehen?

Schritte für einen konstruktiven Streit:

1. Wir nehmen den Konflikt an, denn er soll nicht unter den Teppich gekehrt werden.
2. Wir schieben ihn nicht vor uns her.
3. Wir bejahen, dass zwei Parteien zum Streit gehören. Einer will Recht haben und der andere will nicht nachgeben.
4. Wir stellen uns selbst dabei in Frage und somit gleichzeitig auch unsere Vorurteile.
5. Wir wollen grundsätzliche Standpunkte stehen lassen. Es gibt unversöhnliche Standpunkte. Wer kontroverse Stellungnahmen bejaht, respektiert den anderen.

> « ***Meinungsverschiedenheiten, unterschiedliche Standpunkte und Grundsatzdebatten inklusive Missverständnisse müssen stattfinden.***

Wir sind schnell darin zu richten, zu streiten und Vorwürfe zu machen. Für die eigenen Schwächen sind wir meist blind.

Viel Streit entsteht, weil wir im Auge des Partners einen

Splitter sehen. Beim anderen sehen wir die Fehler, die Schwächen und Unvollkommenheiten. Wir hacken auf ihm herum. Den eigenen Balken in unserem Auge sehen wir nicht.

Hilfreiche Fragen:

1. Was sind die wahren Ursachen des Streits, den ich oder wir provozieren?
2. Will ich Recht behalten, Macht ausüben, den anderen kleinmachen?
3. Kann ich nicht nachgeben?
4. Warum kann ich Probleme, die sich nicht lösen lassen, nicht einfach stehen lassen?
5. Welche Lösung stellt mich und meinen Partner zufrieden?
6. Bin ich ein Prinzipienreiter?

*Passend dazu: *Authentisch *Beziehung *Einander kennenlernen *Durchsetzungsmuster *Gespräche *Interaktion *Kommunikation *Lösungen finden *Machtkämpfe *Probleme lösen *Reframing *Respekt*

Stürme des Lebens

Früher oder später werden uns Stürme des Lebens einzeln oder als Paar treffen. Sie gehören zum Leben. Wir können einen Weg finden, wie wir damit leben können. Wir können uns entscheiden, wie wir damit umgehen wollen und wie wir die Schwierigkeiten bewerten.

Schicksalsschläge können unser Leben erschüttern und doch können wir uns für das Leben entscheiden und an der Herausforderung wachsen und reifen. Ich kann in meinem Leben auf kurze heftige oder auf länger andauernde Stürme und Gewitterzeiten zurückblicken. Für mich ist es ein Geschenk des Himmels, dass mein Glaube und mein Vertrauen zwar zeitweise auf die Probe gestellt wurden, aber daraus tiefere Wurzeln fürs Leben resultierten. Trotzdem hat keiner von uns im Griff, was noch auf uns zukommen mag und womit wir in Zukunft konfrontiert sein werden.

Stürme im Leben können mich als Person konfrontieren, beispielsweise Krankheit oder Grenzerfahrungen in der eigenen Familie oder in der Ehe. Probleme können selbstverschuldet sein. Es gibt aber auch unverschuldete Ereignisse.

Wie reagiere ich, wenn mich ein Sturm des Lebens trifft? Ergreife ich die Flucht nach vorn oder nach hinten oder verharre ich vorerst wie gefangen und erstarre?

In der Bibel finden wir unzählige Beispiele von Stürmen im Leben der Menschen und auch, wie sie damit umgegangen sind. Nirgends findet sich eine Andeutung, dass es erstrebenswert wäre, so zu tun, als würde es uns nichts ausmachen oder nicht wehtun. Mehrmals finden wir die Aufforderung, dass wir mit den anderen trauern sollen, einander trösten und füreinander beten, hoffen und glauben sollen. Es ist ganz natürlich und alltäglich, dass wir füreinander da sind, um einander zu trösten, zu ermahnen und zu ermutigen.

Durch solche Prozesse werden wir gestärkt hervorgehen. Unsere Entscheidung ist gefragt! Sind wir bereit, uns den stürmischen Herausforderungen unseres Lebens zu stellen? Sind wir bereit, um Unterstützung und Hilfe zu bitten oder sie aktiv zu suchen? Keiner muss einsam resignieren und sich distanzieren.

C. S. Lewis sagt: «Zum Lieben gehört auch Leiden und verwundbar sein. Das eigene Herz zu öffnen und zu vertrauen birgt auch das Risiko, verletzt zu werden.»

Egal wie sehr wir selbst betrogen wurden oder werden, wir können uns entscheiden ab jetzt als vertrauenswürdige Menschen zu leben. Alte Festlegungen und Muster, die vielleicht seit vielen Generationen Bestand haben, müssen nicht weiterbestehen.

Wir können uns entscheiden in die Ehe, später in die Familie und in die Kinder, zu investieren, sie zu respektieren und nicht zu manipulieren, zu täuschen oder auszunutzen. Wir entscheiden uns zur Ehrlichkeit und Integrität. Dies garantiert sicher nicht, erhaben zu schweben oder eine komfortable Fahrt auf einer flachen, breiten Autobahn des Lebens im bequemen Autositz vor uns zu haben!

Trotz dieser Entscheidung werden wir immer wieder versucht sein, Kompromisse einzugehen oder nicht auf Kurs zu bleiben. Schnell können sich ungesunde Gedanken und Urteile in unseren Herzen verfestigen und uns zu Stolpersteinen werden.

Mit zunehmendem Alter ist jeder Augenblick ein Geschenk von Gott. Wir können ihn dankbar annehmen und uns freuen über das Geschenk des Lebens. So entdecken wir täglich unzählige Aufmerksamkeiten der Liebe unseres Gottes. Wir entscheiden uns, worauf wir uns konzentrieren und wie wir bewerten. Übung macht den Meister!

Und Gott verspricht in der Bibel, dass er alle Tränen abwischen wird. So zeigt sich seine große Liebe und Zärtlichkeit.

*Passend dazu: *Balance *Bewertung *Chancen *Durststrecken *Entscheidungen *Gebet *Gefühle *Glaube *Liebe *Reframing *Täuschung *Team *Verantwortung *Vergebung*

Talente

Jeder Mensch hat Talente und Begabungen. Sie können ausprobiert, geübt, gefördert und erweitert werden.

Dabei stellt sich die zentrale Frage, wofür ich sie einsetzen möchte. Lasse ich sie verkümmern, stelle ich sie unter den Scheffel oder will ich trainieren und sie als Gabe für andere Menschen einsetzen?

Legen wir als Paar unsere Begabungen und Fähigkeiten zusammen, können wir gemeinsam viel mehr beitragen als jeder für sich allein.

*Passend dazu: *Humor *Paarpower *Team *XXL*

Täuschung

Wenn etwas Erwartetes nicht so eintrifft oder sich nicht so entwickelt, wie ich es mir vorgestellt hatte, habe ich mich getäuscht. Ich bin ENT-täuscht. Ich habe mich täuschen lassen. Normalerweise lernen wir automatisch aus solchen Erfahrungen, orientieren uns daran und integrieren das Gelernte im Weitergehen in unser Wissen. Wenn mir eine Sache oder die Meinung einer Person enorm wichtig waren und ich mich darauf verlassen hatte, kann eine Enttäuschung das aufgebaute Vertrauen erschüttern und zu einer schmerzlichen Verunsicherung führen. Es ist manchmal wichtig, Sache und Person trennend in der Beurteilung zu betrachten. Gefährlich wäre, falsche Kompromisse einzugehen, nur um Harmonie um jeden Preis zurückzugewinnen. Meist aber bewahren mich solche Erfahrungen vor späteren noch stärkeren Enttäuschungen und Ernüchterungen größeren Ausmaßes.

> « ***Enttäuschungen stehen mit meinen Erwartungen und Prinzipien im Zusammenhang.***

Enttäuschungen stehen mit meinen Erwartungen und Prinzipien im Zusammenhang. Oft führen übersteigerte Erwartungen früher oder später zu Enttäuschungen, da wir dem Partner damit zu viel abverlangen. Eigene Wünsche sind manchmal so maßlos, dass sie den anderen überfordern. Unsere Sehnsüchte können für den Partner zeitweise sogar eine echte Zumutung sein. Der Ursprung drängender Wünsche ist oft in der eigenen Biographie zu finden.

*Passend dazu: *All-inclusive *Authentisch *Chancen *Durchsetzungsmuster *Ehrlichkeit *Entscheidungen *Paradigmen *Perfektionismus *Reframing *Selbstmitleid *Werte*

Team

Unsere Verschiedenheiten gilt es vorerst einmal anzunehmen. Trotzdem versuchen wir gegenseitig dazu beizutragen, dass Hilflosigkeit überwunden, Unfähigkeiten zu Fähigkeiten umgestaltet werden. Durch Liebe und Aufrichtigkeit kann jeder an seinen Schwächen wachsen und dazulernen. Wiederkehrendes Fehlverhalten und Spannungsherde in der Beziehung müssen nicht zwingend ewig bestehen und auch nicht weiterhin nach außen Schaden anrichten. Es können gemeinsame, neue Wege gefunden oder angelegt werden.

> « ***Durch Liebe und Aufrichtigkeit kann jeder an seinen Schwächen wachsen und dazulernen.***

Dabei darf es nicht um Machtausübung oder Besserwisserei gehen, sondern man sollte sich auf der Ebene der Liebe treffen und sich darüber austauschen.

Es gehört auch dazu, den richtigen Zeitpunkt zu finden und einander zwischenzeitlich anzunehmen oder zeitweise auch zu tragen, doch immer wieder auch das gleichwertige und ausbalancierte Miteinander und Füreinander zu finden.

Viel Gemeinsamkeit, gemeinsam Erlebtes und eine dauerhafte Bindung schaffen eine tiefe innige Verbundenheit.

*Passend dazu: *Gleichwertigkeit *Paarpower *Paaridentität *Partnerschaft *Talente *Übereinstimmung *Unterordnung *XXL *Yes, we can *Ziele setzen*

Treue

In einer Ehe, in der die Liebe wie eine zerbrechliche Kostbarkeit gepflegt und gehegt wird, ist es kaum ein Thema, über Treue nachzudenken.

Heimlichkeiten und Schuldgefühle, Entdeckungen, Geständnisse, Depressionen des Betrogenen sind hohe Preise, die für vorschnelle Seitensprünge und Dreiecksbeziehungen bezahlt werden müssen. Oft gehen Menschen an solchen Verletzungen beinahe zu Grunde, auch wenn außereheliche Beziehungen heutzutage viel häufiger vorkommen und von der Gesellschaft weitgehend legalisiert werden. Sind bereits Kinder da, ist es fast unzumutbar, was wir ihnen damit für eine Last auferlegen, die sie nur schwer bewältigen können.

Gemeinsame Feiermomente, ehrliche und offene Gespräche und nicht zuletzt das in Charakterbildung engagierte Glaubensleben (die Bibel nennt dies Heiligung) bewahrt uns vor der Versuchung, Gedankengängen in Richtung von Ehebruch weiter Raum zu geben.

> ***«Treue bedeutet, dass man voll und ganz zum Ehepartner steht, für ihn da ist und sich für ihn einsetzt.***

Liebe ist ein Geschenk Gottes. Wenn wir als Einzelne, aber auch zusammen in der Partnerschaft, bei dieser Quelle verbleiben, indem wir den christlichen Glauben im Alltag gestalten, werden solche Versuchungen sich kaum in unserem Herzen einnisten können.

Gemeinsame Gottesdienste, Anbetungszeiten und Abendmahlsfeiern stärken nicht nur das Liebesband um unsere Ehe, sondern auch das Liebesband zwischen uns als Paar.

Treue bedeutet, dass man voll und ganz zum Ehepartner

steht, für ihn da ist und sich für ihn einsetzt. Diese Treue beinhaltet Ehrlichkeit.

Untreue ist eine Vernachlässigung des Partners. Wer seinen Ehepartner vernachlässigt, wer seinen egoistischen Zielen nachjagt und wer seiner beruflichen Karriere den Platz Nummer eins einräumt, ist untreu. Er sieht sich und nicht den Partner, er liebt das Ich und nicht das Wir, er hat sein Leben im Auge und nicht die Ehe. Egoismus ist eine Form der Untreue. In der Ehe steht das Wir im Mittelpunkt und nicht das Ich.

Es gibt unzählige Gründe, die Untreue fördern:

- Ein Partner ist enttäuscht vom anderen.
- Zwei Menschen sind extrem gegensätzlich.
- Ein Partner lebt sexuell unbefriedigt.
- Zwei Ehepartner kämpfen miteinander. Jeder will Recht haben und Recht behalten.
- Sie haben sich nichts mehr zu sagen.
- Die Herausforderung der Kindererziehung kostet den letzten Nerv.

Die Ehe ist eine verbindliche Partnerschaft!

*Passend dazu: *A und O *All-inclusive *Ehrlichkeit *Glaube *Liebe *Offenheit *Respekt *Verantwortung *Werte*

Übereinstimmung

Absolute Übereinstimmung zweier Persönlichkeiten gibt es nicht. Gleichheit der Partner verhindert die Möglichkeit der Ergänzung und der Horizonterweiterung. Es gibt Grenzen für unsere Persönlichkeit, aber auch Grenzen von Übereinstimmungsmöglichkeiten mit dem Partner.

Frauen und Männer sind in vielerlei Hinsicht unterschiedlich. Sie denken verschieden, sie verarbeiten Gefühle auf unterschiedliche Weise, sie treffen Entscheidungen anders und sie lernen unterschiedlich.

Bill und Pam Farrel veranschaulichen dies so: «Männer sind wie Waffeln, Frauen wie Spaghetti». Männer verarbeiten ihr Leben in Kästchen. Ihr Denken ist in Kästchen aufgeteilt, in die jeweils **eine** Sache passt und zwar nur diese eine. Die erste Alltagsfrage kommt in das erste Kästchen, die zweite ins zweite Kästchen ... Der typische Mann lebt immer nur in einem Kästchen. Wenn ein Mann arbeitet, dann arbeitet er, wenn er einen Gedanken verfolgt, dann ist er darauf vollständig konzentriert. Er organisiert sein Leben strategisch in Kästchen und verbringt seine meiste Zeit in den Kästchen, in denen er erfolgreich ist. Es gibt in der Männerwaffel leere Kästchen, die weder Worte noch Gedanken enthalten. Um den Stress des Alltags abzubauen, «parkt» der Mann in diesen Kästchen und erholt sich. Der Frau mag das wie ein Stand-by-Modus erscheinen.

> **_« Gleichheit der Partner verhindert die Möglichkeit der Ergänzung und der Horizonterweiterung._**

Die Lebensbewältigung einer Frau gleicht eher einem Teller Pasta. Gekochte Spaghetti berühren sich gegenseitig und sind meist mit Sauce verbunden. Jeder Gedanke und jede Frage steht irgendwie in Beziehung mit jedem Gedanken und Problem. Weil ihre Gedanken, Gefühle und Überzeugungen miteinander verbunden sind, kann sie mehr Informationen verarbeiten und mehrere Aktivitäten gleichzeitig verfolgen. Die Frauen versuchen, einzelne Bereiche des Lebens miteinander in Beziehung zu setzen. Meist weigert sich eine Frau ein Problem einfach zu lösen, wenn die damit zusammenhängenden Fragen ausgeklammert werden. Deshalb hat die Frau ständig das Bedürfnis, die Dinge auszudiskutieren. Frauen fällt es schwerer abzuschalten, da gedanklich ständig vieles miteinander verbunden wird.

*Passend dazu: *Bewertung *Freiheit *Freunde *Gleichwertigkeit *Lösungen finden *Männer sind anders – Frauen auch *Paaridentität *Persönlichkeitsstruktur *Team *Yes, we can*

Überraschungen

Nicht jeder liebt Überraschungen. Trotzdem helfen spontane Entscheidungen, aus dem Trott des Alltags auszubrechen, die festgefahrenen und eintönigen Abläufe, die sich eingeschlichen haben, aufzubrechen.

Neue Höhepunkte lassen unsere Herzen wieder für die Beziehung schlagen und erzeugen ein prickelndes und verbindendes Gefühl. Etwas Außerordentliches im Rahmen der Vorlieben des Partners beflügelt immer.

Kennt sich das Paar immer besser, weiß es auch, womit man einander überraschen kann.

*Passend dazu: *Balance *Feiern *Qualitätssicherung *Rituale *Sprachen der Liebe *Zeit finden*

Unterordnung

«Wir ordnen uns einander unter», ist ein Schlüsselsatz für eheliches Handeln. Das Wort «Unterordnung» muss nicht unangenehme Assoziationen auslösen.

Die biblische Unterordnung meint:

- Es geht nicht um Herrschen, es geht um Dienen.
- Es geht nicht um Macht, es geht um Hingabe.
- Es geht nicht um egoistische Ansprüche, sondern um die Bedürfnisse des andern.

Gegenseitige Unterordnung beinhaltet Nächstenliebe. Sie wird von beiden praktiziert. Unterordnung bedeutet keine Unterwerfung. Indem ich meine Bedürfnisse den berechtigten Wünschen des Partners nach Sicherheit und Bedeutung unterordne, praktiziere ich eine Selbstliebe, die den biblischen Maßstäben entspricht. Liebe darf nicht gleichgesetzt und verwechselt werden mit Unterwürfigkeit, mit Durchsetzungsschwäche und mit Entschlussunfähigkeit.

Mann und Frau sind gleichrangige und gleichwertige Geschöpfe Gottes.

« Liebe darf nicht gleichgesetzt und verwechselt werden mit Unterwürfigkeit, mit Durchsetzungsschwäche und mit Entschlussunfähigkeit.

Fragen zur Selbstreflexion:

1. Gibt es in unserer Ehe einen Partner, der Recht haben will, der sich durchsetzen und über den anderen bestimmen will?
2. Gibt es in unserer Partnerschaft jemanden, der sich ängstlich unterordnet, der lieber schweigt und leidet?
3. Haben Unterordnung und falsch verstandene Demut dazu geführt, dass sich einer von beiden mit psychosomatischen Störungen und Krankheiten herumschlägt?
4. Welche Konflikte ergeben sich im Zusammenleben, wenn die gegenseitige Unterordnung nicht klappt?
5. Können wir überzeugend sagen, dass jeder die Wünsche und Bedürfnisse des andern achtet und respektiert?

*Passend dazu: *All-inclusive *Entscheidung *Gefühle *Gleichwertigkeit *Machtkämpfe *Paarpower *Partnerschaft *Reframing *Respekt *Sprachen der Liebe *Team *Würde*

Verantwortung

In einer Ehe ist es nötig, immer wieder Verantwortung füreinander zu übernehmen. Das heißt, es ist mir ein Bedürfnis, dass es dem andern gut geht. Wenn ich feststelle, dass der Partner leidet – ob körperlich oder seelisch –, helfe ich ihm. Ich werde aktiv. Verantwortung tragen heißt aktiv werden. Nicht zuschauen, nicht verdrängen, Probleme anpacken und mithelfen, sie zu tragen.

*Passend dazu: *Bewertung *Beziehung *Ehrlichkeit *Entscheidung *Gefühle *Reframing *Respekt *Werte *Ziele setzen*

Vergebung

Wir leben von der Vergebung. Vergebung ist zweifellos das Herzstück der Seelsorge, der Beziehungen und des Zusammenlebens. Sie macht es möglich, Unverzeihliches zu verzeihen, Feindschaft in Freundlichkeit und Misstrauen in Vertrauen zu verwandeln. Wer nicht vergeben kann, ist liebesunfähig, beziehungsunfähig und konfliktunfähig.

Vergebung ist das Schmieröl für ein reibungsloses Miteinander, macht frei und ermöglicht einen Neuanfang.

Wer vergeben kann, reißt Mauern nieder und baut Brücken. Wer vergeben kann, wird entlastet, denn Wut, Bitterkeit und Rachegedanken schaffen seelische und psychosomatische Belastungen. Sie verringern den Lebensmut und beschneiden die Tatkraft.

> « **Wer nicht vergeben kann, ist liebesunfähig, beziehungsunfähig und konfliktunfähig.**

Vergebungsbereitschaft gibt dem Ehealltag die nötige Würze. Sie durchdringt das tägliche Miteinander und baut Vertrauen, Sicherheit und Geborgenheit auf.

Keinem fällt es leicht, sich zu entschuldigen, zu sagen «es tut mir leid» oder gar den anderen um Vergebung zu bitten. Doch das kann geübt werden, und es lohnt sich!

Oft verletzen wir unseren Partner unbedacht und ohne Absicht. Immer wieder verlangt das Leben außerhalb unserer Liebesbeziehung vieles von uns ab und wir sind ausgelaugt an Leib und Seele. In solchen Situationen reagieren wir unbedacht und intuitiv.

Hartnäckiger ist es jedoch, wenn ich rechthaberisch an meiner Missstimmung festhalte oder gar den Partner dafür verantwortlich machen will. Vielleicht hilft es da, eine Abkühlphase zu vereinbaren und sich später Zeit für einen intensiveren Austausch darüber zu nehmen.

Falls es mal richtig schwierig wird, sich wiederholten Demütigungen und Kränkungen auszusetzen, hilft mir folgendes Bild: Ich wickle mich mit einem Seil ein, das meine Beweglichkeit und Freiheit einschränkt. Ich kann mich selbst ganz allein aus dieser Verstrickung lösen, indem ich mich dazu entscheide. Genauso ist es mit der Vergebung. Ich entscheide mich, zu vergeben.

Vergebung bedeutet: Ich verzichte auf mein Recht, den anderen wieder zu verletzen, und will ihn loslassen. Ich entscheide, ob ich auf das Recht, den anderen auch zu verletzen, verzichten will. Ich wähle statt des Gefängnisses der Bitterkeit und des Hasses das Leben der Freiheit. Ein Schuldeingeständnis ist kein «Selbstwertverlust», sondern eine Stärke.

Es kann hilfreich und manchmal auch angemessen sein auf eine Entschuldigung zu antworten: «Ich danke dir – aber bitte lass mir noch Zeit, ich komme später darauf zurück.»

Vergebung ist das Einzige, was die tiefen Narben, die die Stürme des Lebens hinterlassen, heilt. Sich in allem Schmerz dem lebendigen Gott anzuvertrauen, sich von ihm verstanden und angenommen zu wissen, ist echte Freiheit und beschwingt. So können wir wie Josef seinen Brüdern gegenüber sagen: «Ihr gedachtet es böswillig zu machen und Gott hat es für mich zum Guten gewendet.»

Vergebung bedeutet eine Lebensstilkorrektur. Der Lebensstil ist der Inhalt meiner Überzeugungen, meiner Vorteile und meiner Grundsätze. Wenn Vergebung Sinnesänderung bedeutet, dann ist ein Kurswechsel im Denken, Fühlen und Handeln geschehen.

Vergebung stellt keine Bedingungen. Es ist eine Entscheidung ohne Wenn und Aber. Es ist eine Willensentscheidung, ohne dass man dabei automatisch gute Gefühle hat.

Einige Fragen:

1. Kann ich als Christ vergeben oder will ich dem anderen sein Unrecht nachtragen?
2. Wenn mir das Vergeben schwerfällt, reagiere ich seelisch verbittert oder psychosomatisch? Wie steht es dabei mit meinem inneren Frieden?
3. Ist mein Selbstwert infrage gestellt, wenn ich nicht vergeben kann?
4. Neige ich dazu, Bedingungen zu stellen, wenn ich vergeben habe?
5. Habe ich die Erfahrung gemacht, dass Vergebung die Beziehung von Grund auf erneuert?

Echte Versöhnung kann nur stattfinden, wenn beide Seiten ihre Anteile von Schuld eingestehen und die Wahrheit anerkennen. Wir können uns dafür einsetzen und uns bemühen, aber Versöhnung kann nicht erzwungen werden. Wie unbeschreiblich ist es aber, wenn wir zusammen Bisheriges aussprechen, Reue zeigen und es gemeinsam auflösen können, um dann miteinander gestärkt einen neuen Weg mit neuen Möglichkeiten zu gestalten?

Wir leben von Vergebung. Zwei Menschen, die bedingungslos zueinander Ja gesagt haben, können immer aus der Vergebung einen Neuanfang wagen. Es ist möglich, dass Christen in der Kraft Gottes versuchen, auch schwerste Verfehlungen zu vergeben und zu vergessen. «Ich will dir das vergeben, aber vergessen werde ich dir dies nie!» Solche Vergebung ist halbherzig.

Haben sich erst Konflikte festgefressen und im Innern eingenistet, wird der erste Schritt zur Versöhnung immer schwieriger. Der heimliche Groll untergräbt die Liebe.

Wer seine Beziehung mit dem erneuerten Herzen und der Kraft Gottes baut, hat ein stabiles Fundament. Durch die Vergebung können Risse in der Mauer des Beziehungshauses repariert werden. Vergebung lässt die Schuld für immer verschwinden.

Vergebung ist ein Ausdruck der Liebe, ein Weg, sich gegenseitig die Liebe erfahrbar zu machen. Die Vergebung ist der deutlichste Ausdruck dafür, dass ich mir ein harmonisches Miteinander und gegenseitiges Verstehen wünsche und dass ich daran arbeite, die Liebe wachsen zu lassen. Vergebung ist also nicht nur der Ausdruck der Liebe, sie ist zugleich auch ein Weg, die Liebe zu vermehren.

Wer vergeben kann, reicht seinem liebsten Menschen die Hände, er legt den Grundstein für neues Vertrauen und lebt eine ganzheitliche, reife Liebe.

Zu guter Letzt noch ein Gedanke zum «Sich-selbst-Vergeben». In der Beratungspraxis zeigt sich, wie langwierig und zäh es sein kann, sich selbst zu vergeben und sich nicht unterschwellig für vergangenes Verhalten selbst zu bestrafen.

Wie unendlich groß ist doch Gottes Liebe und Güte. Er vergibt so gern und schenkt immer wieder eine neue Chance und einen Neuanfang, auch wenn wir vielleicht die Konsequenzen unseres mangelhaften Verhaltens nicht ungeschehen machen können!

*Passend dazu: *A und O *All-inclusive *Ehrlichkeit *Entscheidung *Gebet *Geduld *Glaube *Liebe *Paarpower *Rache *Treue *Verantwortung *Wille "Würde *X*

Vogelperspektive

Von Zeit zu Zeit mal aus der Routine des Lebens auszubrechen und sich wie ein Vogel auf einen hohen Baum zu setzen, ermöglicht eine ganz andere Perspektive und gibt Abstand, damit vieles differenzierter und sachlicher angesehen werden kann.

Unwesentliches wird dann wieder klein in der Bewertung. Man konzentriert sich auf das Wesentliche und kann den wichtigen Sachen im Leben wieder mehr Bedeutung geben.

Eine Auszeit, eine entspannende Aktivität oder eine individuelle Zeit des Chillens helfen, zu solchen wichtigen Einsichten zu gelangen:

Was kann man tun, damit einem der Partner nicht «ausgespannt» wird?

1. Sehen Sie den Partner als Geschenk Gottes an und danken Sie ihm dafür.
2. Nehmen Sie Ihren Job, Sport und Verein, Kinder nicht wichtiger als Ihren Partner.
3. Genießen Sie Ihr Eheleben.
4. Sagen Sie Ihrem Partner, was Sie toll an ihm finden.
5. Nehmen Sie sich Zeit und entwickeln Sie Fantasie für romantische Stunden zu zweit.
6. Kleine Geschenke können viel bewirken.
7. Lernen Sie zuzuhören und suchen Sie das vertraute Gespräch.
8. Seien Sie immer schnell zur Vergebung bereit und nicht nachtragend.
9. Lassen Sie weder Misstrauen noch Eifersucht in Ihrer Ehe aufkeimen.

10. Schämen Sie sich nicht, in Krisen Hilfe zu suchen.

*Passend dazu: *A und O *Balance *Dankbarkeit *Identität *Lebensstil *Lösungen finden *Qualitätssicherung *Reframing *Xàbia *Yes, we can *Zeit finden *Ziele setzen*

Werte

Jedes Paar hat eine eigene Definition von Beziehung, Liebe, Nähe, Sexualität, Treue und Verlässlichkeit. Mit dem Partner zusammen entwickeln wir ein Rollenbild und Skript für unsere Gemeinschaft. Nach welchen Überzeugungen, mit welchen Wünschen und Zielen wollen wir unsere Ehe gestalten?

Wichtig ist auch zu wissen, dass sich Werte lebenszyklisch verändern können.

*Passend dazu: *A und O *Bewertung *Dankbarkeit *Ehrlichkeit *Gebet *Glaube *Herkunftsfamilie *Paradigmen *Rituale *Reframing *Treue *Vergebung *Würde*

Wille

Ohne unseren Willen, unsere Bereitschaft werden wir nicht zum Gestalter unseres Lebens und unserer Ehe. Trotzdem heißt das Codewort eher «mein freier Wille» oder eben, dass ich mich den Lebensanforderungen freiwillig und überzeugt stelle. Das beinhaltet, dass ich Verantwortung für mich und meine Partnerschaft, später vielleicht für meine Kinder und meine Familie übernehmen will.

Das Erleben und Wohlergehen meiner Lieben ist dann Teil meines Herzens. Automatisch ist dies annähernd ein Vollzeitjob. Sich darauf einzulassen braucht Mut und Standhaftigkeit.

Eine überdurchschnittliche Ehe- und Familiengemeinschaft zu gestalten bewirkt mehr für die Menschheit als geschäftliche Erfolge. Was wir im Miteinander trotz zeitweiliger Mühe und Knochenarbeit für Perlen- und Glücksmomente erleben werden, ist unbezahlbar. Wir beobachten, dass solche Ehen enorm starke und schlagkräftige Auswirkungen auch auf die Gesellschaft haben.

> *« Eine überdurchschnittliche Ehe- und Familiengemeinschaft zu gestalten, bewirkt mehr für die Menschheit als geschäftliche Erfolge.*

Wir wollen zusammen alt werden. In der Ehe zufrieden alt zu werden ist nicht selbstverständlich und einfach. Das erfordert Kreativität und Engagement. Die Ehe verlangt Selbstvertrauen und den lebendigen Glauben. Kunst hängt mit Können zusammen und Können verlangt Einübung. Das Altwerden braucht nicht unbedingt ein Angstthema zu sein. Jahrzehntelanges Zusammenleben ist eine Kunst. Es ist das Geheimnis einer glücklichen Ehe.

Auf jeder Lebensstufe müssen wir uns selbst finden, indem wir den anderen liebend verstehen und ihn gelten lassen. Nur so kann das Kunstwerk gelingen.

*Passend dazu: *A und O *Entscheidungen *Ehrlichkeit *Identität *Leidenschaft *Lösungen finden *Paarpower *Qualitätssicherung *Treue *Verantwortung *Werte *Würde *Yes, we can *Zeit finden *Ziele setzen*

Würde

Die Würde des Menschen zu wahren, gehört zu den Voraussetzungen jedes Miteinanders. Den anderen zu ehren und zu achten wird immer weniger praktiziert.

Oft erschrecke ich im Schulalltag, wie bereits Kinder diese Grenze in einer Selbstverständlichkeit überschreiten. Als Kind wurden mir Höflichkeit und Anstand beigebracht. Überraschend schnell sind diese Werte verloren gegangen und werden heute meist nur noch belächelt.

Grenzen, die die Würde einer Person antasten, dürfen nicht überschritten werden.

Beide fühlen ihre Liebe in Freiheit und im gegenseitigen Respekt ihrer Persönlichkeiten.

Wenn beide dies nicht in ihrem Rucksack mit in die Ehe bringen, können sie sich gegenseitig helfen, in Liebe daran zu wachsen.

Grenzen Sie sich deutlich ab, wenn der Partner etwas will, was Sie nicht dauerhaft geben können. Andererseits können wir auch über unsere Möglichkeiten hinauswachsen, wenn wir uns nicht selbst beschränken. Der stärkere Partner kann auch dem schwächeren etwas zutrauen und ihm Freiraum und Ermutigung für seine Entwicklung geben.

> « ***Den Partner würdigen heißt, ihn in seiner Eigenart stehen zu lassen, bis er allenfalls selbst bereit ist, sich zu ändern.***

Würde heißt auch, dass in der gemeinsamen Wohnung jeder eine Ecke oder sogar ein Zimmer nach seinem eigenen Geschmack einrichtet und seine Zeit darin verbringen kann.

Fehlt dem einen Partner Zuwendung und Aufmerksamkeit, so soll er dies differenziert und sachlich formulieren lernen, um dann positive Veränderungen anstreben zu können. Es kann nicht von einem «Abverlangen» oder «Etwas-gut-haben» die Rede sein. Ich kann Wünsche, aber keine Forderungen an meinen Partner haben und Ultimaten stellen. Letzteres hat mit einer gleichwertigen Partnerschaft nichts mehr zu tun.

Den Partner würdigen heißt, ihn in seiner Eigenart stehen zu lassen, bis er allenfalls selbst bereit ist, sich zu ändern.

Ich entscheide über mein Verhalten und somit auch, ob und wie ich mit der Würde meines Partners umgehen will. Ob ich sie hochachte oder ob ich sie entwürdige.

Nicht jedem Partner fällt es gleich leicht, seine Werte auch nach außen zu vertreten. Dazu braucht man innere Stärke und Integrität.

Jeder Mensch ist einzigartig und wertvoll. Daher gilt es, ihn in seiner individuellen Art zu achten.

*Passend dazu: *All-inclusive *Beziehung *Entscheidung *Gleichwertigkeit *Liebe *Nähe und Distanz *Paradigmen *Respekt *Treue *Verantwortung *Werte*

X

X ist eine Kurzformel für Christus. Ohne sein Leben, Sterben und seine Auferstehung bin und bleibe ich mit mir selbst beschäftigt. Auch wenn ich mir einen sozialen Lebensstil aneigne, fehlt mir die tiefe Erkenntnis des Vergebens.

X erinnert auch an ein Kreuz, zum Beispiel «X-ing» für «crossing».

Ich verbinde diese beiden Bedeutungen mit dem Gedanken, dass Jesus an der Kreuzung vor seinem Kreuzestod seine Entscheidung getroffen hat, die wegweisend für uns Christen ist.

Wir stehen im Leben immer wieder an Wegkreuzungen und entscheiden, welchen Weg wir einschlagen möchten. Solche Entscheidungen haben Folgen, nicht nur für uns allein.

*Passend dazu: *A und O *All-inclusive *Gebet *Glaube *Paarpower *Vergebung *Werte*

Xàbia

Xàbia ist eine kleine Hafenstadt an der Costa Blanca und für uns als Familie seit Jahren der Inbegriff von gemeinsamen Ferien, Rückzugsmöglichkeit als Ehepaar und unzähligen Erinnerungen. Hier haben wir die schönsten Urlaubstage miteinander verbracht, hatten heftige Diskussionen, klärende Gespräche, spaßige Spielstunden, machten hitzige Sportkämpfe und vieles mehr.

Wir haben Strategien und Projekte geplant, gegessen und angestoßen, mehrgängige Menüs zusammen gekocht und vieles mehr.

Wir haben aber auch tiefgehende biblische Inputs miteinander geteilt und füreinander gebetet. Ich bin mir sicher, dass uns diese Zeiten als Familie zusammengebracht und gestärkt hat. Jeder hat davon Ressourcen ins weitere Leben mitgenommen.

Besonders toll war es dann auch, als erweiterte Familie mit den Frauen unserer Söhne solche Zeiten zu erleben.

Schon nur das Codewort Xàbia löst ein strahlendes Gesicht, ein Schmunzeln oder eine witzige Bemerkung aus. Längst ist das Konditionierungsphänomen erforscht und ich kann bestätigen, dass es bei mir sofort gute und angenehme Gefühle auslöst.

Vermutlich habe ich deshalb für meine Auszeit unbewusst Xàbia ausgewählt, um an diesem inspirierenden Ort dieses Buch zu schreiben.

*Passend dazu: *Balance *Beziehung *Chancen *Chillen *Feiern *Freunde *Rituale *Überraschungen *Vogelperspektive *Ziele setzen*

XXL

Der Begriff «XXL» als Übergröße ist allen bekannt.

Wir wollen einander immer besser kennenlernen. Wir können auch nach vielen Ehejahren noch neue Aspekte in der Persönlichkeit des Partners entdecken.

Ist nicht auch ein Leben mit Gott vergleichbar mit dem Wachsen, hinein in eine Übergröße, die unsere Liebe zu ihm, zum Partner und auch zum Nächsten mit einschließt? Kontinuierlich und doch ständig am Zunehmen breitet sich in unserem Herzen Gottes Reich aus, das in unserem Umfeld sichtbar und spürbar wird. Gott möge es schenken und es zur unbeschränkten XXX...XL-Größe erweitern lassen.

*Passend dazu: *All-inclusive *Beziehung *Feiern *Klima der Liebe *Leidenschaft *Lösungen finden *Paarpower *Partnerschaft *Qualitätssicherung *Talente *Team *Verantwortung *Vogelperspektive *Wille *Zeit finden *Ziele setzen*

Yes, we can!

Jedes Ja öffnet eine Tür oder bestätigt eine Kontaktaufnahme einer Seite. Ein ausgesprochenes Ja bestätigt vielleicht das vorausgegangene Gespräch. Es gibt das Einverständnis. Es kann aber auch signalisieren, dass ich zustimme oder einfach wahrnehme und bestätige, was der andere gerade macht.

Beides gibt dem anderen Klarheit und Sicherheit, was dann meist erwidert wird – sei es auch nur mit einem Blick. Ein Nein hingegen stellt Fronten auf und kann sogar als Verunsicherung, Einschüchterung und gar Ablehnung gewertet werden. Ein Nein schränkt ein und verhindert und entmutigt kreatives Entfaltungspotenzial. Ein Ja zu der ganzen Person neben mir setzt Potenzial frei, das meist auch positiv auf den anderen zurückfällt.

> ***«Ein Ja zu der ganzen Person neben mir setzt Potenzial frei, das meist auch positiv auf den anderen zurückfällt.***

Wenn es gelingt, die Verschiedenartigkeit zu bejahen und den Partner darin zu unterstützen, werden wir zu einem einzigartigen Team. 1+1 ergibt dann nicht 2, sondern ein Mehrfaches.

Das Paar wird erleben, dass es zusammen belastbarer und effektiver wird. Dies beginnt mit dem Glauben daran, dass wir's schaffen. Es stärkt neu die innere Einstellung. «Yes, we can!», wird zum Slogan wie der Schlachtruf von Präsident Obama.

*Passend dazu: *A und O *Beziehung *Entscheidung *Gebet *Gespräche *Lösungen finden *Paarpower *Probleme lösen *Qualitätssicherung *Team *Vergebung *Wille *XXL *Ziele setzen*

Zärtlichkeit

Niemals verlieren wir die Sehnsucht und das Bedürfnis nach Zärtlichkeit, immer erleben wir sie als einen Ausdruck der Liebe, als ein Geschenk. Zärtlichkeit ist ein Weg, um Verbundenheit, Geborgenheit, Zuwendung und Dankbarkeit zu erleben. Stille und sanfte Streicheleinheiten drücken sekundenschnell Intimität und geteiltes Lebensglück aus. Diese Zärtlichkeit ist nicht vergleichbar mit den Streicheleinheiten, die zum Vorspiel erotischer Liebe gehören.

> **« *Zärtlichkeit ist ein Weg, um Verbundenheit, Geborgenheit, Zuwendung und Dankbarkeit zu erleben.***

Liebe kann mit Worten streicheln, mit den Augen, mit der Seele, mit kleinen Handreichungen, mit dem ganzen Sein. Eine solche Zärtlichkeit anzustreben und zu pflegen, ist von unschätzbarem Gewinn und verhindert das Absterben des gemeinsamen Glücks.

*Passend dazu: *All-inclusive *Beziehung *Entscheidung *Klima der Liebe *Liebe *Sexualität *Sprachen der Liebe *Überraschungen*

Zeit finden

Jeder Tag hat 24 Stunden für jeden Menschen. Wir brauchen unterschiedliche Schlafzeiten, haben unterschiedliche Arbeitszeiten und -belastungen, sodass wir auch individuell Zeit zum Regenerieren brauchen.

Wir haben uns entschieden, dass unsere Ehe Priorität hat und somit liegt es auf der Hand, dass wir auch zusammen definieren, wie viel Zeit wir beispielsweise pro Woche miteinander verbringen möchten.

Für ein Paar mag es toll sein, gemeinsam Sport zu betreiben, Konzerte und Veranstaltungen zu besuchen etc. Andere schauen sich lieber eine DVD-Staffel an.

Wieder andere Paare finden es wunderschön, gemeinsam die Hausarbeit und die Einkäufe zu erledigen. Für ein anderes Paar zählen solche Aktivitäten zur obligaten Lebensgestaltung und sie vereinbaren Termine mit speziellen Höhepunkten oder verbringen einfach romantisch die Nacht mit einer Feuerschale unter dem Sternenhimmel.

Behalten wir solche verbindenden Momente und Aktivitäten im Auge und planen wir sie regelmäßig ein. Ganz schnell kann es passieren, dass sie beiden fehlen.

Der Kreativität sind keine Grenzen gesetzt.

*Passend dazu: *A und O *Balance *Chillen *Feiern *Paarpower *Partnerschaft *Qualitätssicherung *Rituale *Sprachen der Liebe *Team *Xàbia *Ziele setzen*

Ziele setzen

Wenn wir keine Ziele haben, werden uns Ziele gesetzt und vielleicht solche, die wir gar nicht erreichen wollen.

Wenn wir uns immer wieder Gedanken zu unseren Zielen oder vielleicht zu Zielabschnitten machen würden, könnten wir viele unangenehme Konsequenzen verhindern oder wenigsten deren Auswirkungen abschwächen.

Selbstverständlich dürfen die Ziele nicht utopisch, sondern sie sollten realistisch sein. Es gilt auch, die Persönlichkeitsprofile miteinzubeziehen und zu berücksichtigen.

> « ***Wir müssen bereit sein, unsere Ziele ständig zu überwachen und auch zu korrigieren.***

Es lohnt sich immer wieder mal sich darüber Gedanken zu machen und im gemeinsamen Austausch gemeinsame Eckdaten – kurzfristige wie auch langfristige – festzusetzen. Trotzdem ist Beweglichkeit gefragt. Wir müssen bereit sein, unsere Ziele ständig zu überwachen und auch zu korrigieren. Dazu gehört, dass wir uns immer wieder Zeit nehmen.

Große Ziele kann man erreichen, indem man sich zuerst kleine Ziele setzt. Wenn man diese erreicht hat, kann man die Ziele erweitern. So funktioniert Erfolg. Es geht nicht darum, sich immer besonders hohe Ziele zu stecken, um zufrieden zu sein.

«Flow», das pure Glücksgefühl auf dem Weg zum Ziel, wird erreicht durch die richtige Balance zwischen den persönlichen Fähigkeiten und der Wahl der richtigen Herausforderung.

Alle Menschen haben die Voraussetzungen, sich in ihren Fähigkeiten zu entwickeln.

*Passend dazu: *Entscheidungen *Gespräche *Kommunikation *Lösungen finden *XXL*

Impulsfragen

Wie gut kenne ich mich? Weiß ich, was ich will/nicht will?

Meine Werte und Bedürfnisse

1. Was ist mir im Leben allgemein wichtig?
2. Was am Arbeitsplatz? In meiner Familie? Im sozialen Miteinander?
3. Wie setze ich diese Werte um? Was motiviert mich zu handeln?
4. Welche Beziehungen/ Begegnungen haben für mich große Bedeutung?
5. Was ist mir wichtig im Miteinander? Wie lebe ich Gleichwertigkeit?
6. Sind meine Bedürfnisse (zurzeit) befriedigt? Welche sind erfüllt und welche nicht?
7. Kann ich meine Werte im Alltag umsetzen? Was hindert mich daran, sie umzusetzen?
8. Wie unterscheiden sich Wunsch, Bedürfnis, Bitte, meine Werte und eine konkrete Strategie?
9. Wie kann ich mir meine Bedürfnisse erfüllen?
10. Fällt es mir schwer, andere um etwas zu bitten? Wieso?
11. Was ist der Unterschied zwischen Bitten und Fordern?

Mein Konfliktverhalten

1. Vermeide ich Auseinandersetzungen? Was sind dabei Vor- und Nachteile?
2. Mein typisches Konfliktverhalten ist... Nach welchem Muster laufen Konflikte ab?

3. Meine letzten wichtigsten Streite/Auseinandersetzungen: Was bereue ich dabei? Was nicht?
4. Wie sehe ich Fairness und Respekt in meinem Umgang mit Konflikten?
5. Wie sieht für mich ein «idealer» Streit/eine positiv zu bewertende Auseinandersetzung aus?
6. Was sind hilfreiche Strategien/ Ressourcen, um einen Konflikt konstruktiv zu lösen?
7. Was kann ich zu Win-win-Lösungen beitragen?

Gefühle und Empfindungen

1. Was sind meine häufigsten Gefühle?
2. Welche Gedanken könnten hinter diesen Gefühlen stecken?
3. Welchen Umgang mit Gefühlen habe ich im Elternhaus/ in der Schule/ am Arbeitsplatz gelernt?
4. Welche Möglichkeiten und Strategien habe ich, um mit unangenehmen Gefühlen umzugehen?
5. Welche Ursachen und Auslöser für meine Gefühle kenne ich?

Meine Reaktionen

1. Wie reagiere ich auf Unvorhergesehenes?
2. Wie bewerte ich Herausforderungen?
3. Wie reagiere ich auf Überforderungen?
4. Erlaube ich mir Nein zu sagen? In welchen Situationen habe ich Schwierigkeiten damit? Wo fällt es mir leicht?
5. Was passiert, wenn ich «Nein» meine, aber «Ja» sage? Im Moment und langfristig?

6. Wie gut kann ich loslassen?
7. Welche Bedeutung hat Vergebung für mich und mein Leben?
8. Habe ich meine Lebensziele erreicht? Entwickle ich immer wieder neue Lebensziele?
9. Was hält meine Liebe lebendig?
10. Was wäre das Schlimmste, das mir in meinem Leben passieren könnte?
11. Was würde ich mir in meiner Partnerschaft mehr wünschen?
12. Wo könnte ich meine Gaben und Talente vermehrt einbringen?
13. Wofür will ich mehr Verantwortung übernehmen?
14. Mit welchen Überzeugungen, Bewertungen und Paradigmen erschwere ich mir das Leben? Will ich sie korrigieren oder anpassen?
15. Entspricht mein Selbstbild der Realität? Sind meine Möglichkeiten, meine Ziele und Wünsche realistisch?
16. Welche Bedeutung gebe ich dem christlichen Glauben in meinem Leben?

Tipps für junge Ehepaare

Aus «Ich liebe dich! Ich liebe mich!» von David Hollenstein:[16]
Die Entscheidung, den Partner bis zum Tod zu lieben und das Beste für ihn zu wollen, ist die Grundlage für eine gute Ehe. Auf diese Entscheidungen sollen dann auch Taten folgen. Hier einige Beispiele. Sie gelten sowohl für Männer wie für Frauen.

- Behandle deinen Partner so, dass er sich wohl fühlt, auch wenn deine Gefühle und die Umstände nicht danach sind.
- Sei immer bereit, deinem Partner zu vergeben.
- Achte und respektiere deinen Ehepartner als eigenständigen Mensch. Nimm seine Wünsche, Sehnsüchte, aber auch Sorgen und Ängste ernst.
- Bringe deine Anliegen in einem wohlwollenden Ton vor.
- Sei geduldig, auch wenn dem anderen immer wieder die gleichen Fehler passieren und die Schwächen zum Vorschein kommen.
- Sei bereit auf dein Recht zu verzichten, auch wenn das noch so viel Kraft braucht.
- Gib nach, auch wenn du noch so sicher bist, dass du im Recht bist.
- Nimm deinen Platz in der Ehe ein, den Gott dir zugewiesen hat.
- Versuche nicht, den anderen durch Manipulation oder Druck zu ändern oder etwas von ihm zu erreichen.
- Tu alles, ohne Gegenleistungen zu erwarten.
- Spende ihm viel Anerkennung und Bestätigung für das, was er tut.
- Setz als dein oberstes Ziel, deinen Ehepartner glücklich zu

machen.

- Nimm dir Zeit für deine Ehe.
- Opfere nicht deinen Partner für deine Karriere, dein Hobby, deine Freunde, dein Engagement in der Politik, Kirchgemeinde oder sonst etwas.
- Mach deinen Partner nie vor den Kindern, Kollegen oder andern Menschen schlecht. Behandle ihn auch in Gesellschaft wie deine Perle.
- Finde heraus, was ihm Freude macht und was seinen Liebestank füllt und praktiziere das so oft du kannst!
- Höre zu und frage nach.
- Interessiere dich ernsthaft für die Interessen und Vorlieben des anderen.
- Achte besonders darauf, was dem Partner wichtig ist und lege selber auch Wert darauf.
- Liebe deinen Partner!

Nachwort

Nachdem alle unsere vier Söhne unser Haus verlassen und sich für eine Ehe und teilweise bereits für eine Familie entschieden haben, hat sich die Situation ergeben, über die letzten 35 Jahre unserer Ehe und Familie und auch über unseren nächsten Lebensabschnitt nachzudenken.

Große Dankbarkeit erfüllt mein Herz für das, was gewachsen und geworden ist. Vier großartige Söhne, jeder mit einer einzigartigen Schwiegertochter, bereichern unsere bisherige Familie. Sie bringen ihre eigene Persönlichkeit mit in unser Familienleben und das Bestehende erweitert sich. Es ist vergleichbar mit einem Orchester. Jeder spielt sein eigenes individuelles Instrument. Das gibt einen Familien-Orchesterklang. Jedes neue Mitglied spielt nun auch mit und der Klang wird mit jedem neuen Familienglied voller und schöner.

Meine Aufgabe und meine Rolle als Frau, Ehefrau, Mutter, Schwiegermutter und neu auch als Großmutter wird immer wieder neu definiert.

Dies erfordert eine stetige Bereitschaft zur Selbstreflexion und ein Wachsein für das Zeitgeschehen.

Das vorliegende «ABC der Ehe» ist daraus erwachsen. Es ist mein Wunsch, meinen einzigartigen und wunderbaren Söhnen und Schwiegertöchtern ein ganz besonderes Geschenk mit auf ihren Lebensweg zu geben. Es ist nicht ein umfassendes oder vollständiges Ehebuch. Es enthält wichtige Gedanken, verbunden mit Gebetswünschen für ein ermutigendes und gelingendes Miteinander ihrer Ehen.

Wir Eltern haben versucht, euch ein tiefes und festes Fundament mitzugeben, auf dem ihr weiterbauen könnt.

Von Herzen wünsche ich euch allen, dass ihr Glück und Geborgenheit in diesem Leben finden könnt.

Selbstverständlich ist der Inhalt gefärbt von unseren elterlichen Werten. Den größten Wert beinhaltet für mich die persönliche, lebendige Beziehung zu unserem Schöpfer, dem Studieren von Gottes Wort, der Bibel, und der Gemeinschaft mit Menschen, die suchen, gefunden haben und weiterkommen möchten.

Darin liegt die Voraussetzung für ein gleichwertiges Miteinander und Wachsen.

Bleibt dran und wagt mutige Schritte! Seid begleitet mit meinen persönlichen und auch mit den gemeinsamen Gebeten eurer Eltern!

Wir lieben euch alle!
Bhüet eui Gott!
Vroni (Mum)

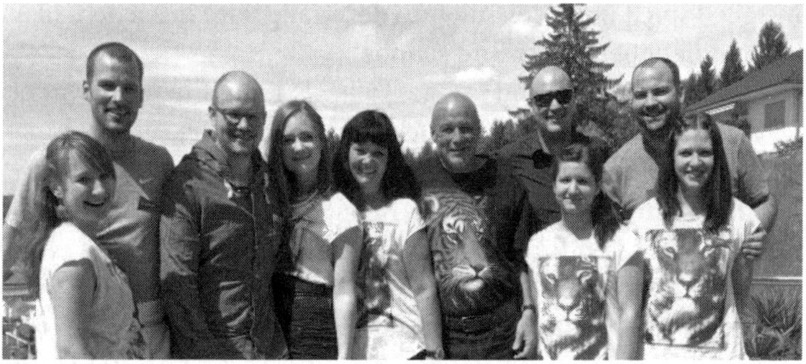

Familie «Hot-TIGER»

Quellen und Literatur

Quellen

1 Reinhold Ruthe. **So stell ich mir Liebe vor. 16 Wege zum Du.** Brendow Verlag, Moers 1995

2 Aus: Psychologie heute. Dez. 2006, Seite 17

3 Friederike von Tiedemann. **Die 13 Stolpersteine der Liebe.** Herder Verlag, Freiburg im Breisgau 2007, Seite 10

4 Gary Chapman. **Die vier Jahreszeiten der Liebe.** Francke-Buchhandlung GmbH, Marburg an der Lahn 2009

5 Carl R. Rogers. **A Way of Being.** Hougton Miffin Company, New York 1980

6 www.tagesanzeiger.ch/newsnet

7 www.beobachter.ch/familie/beziehung-partnerschaft

8 www.franklincovey.de

9 Reinhold Ruthe. **Check-up für die Liebe. 52 biblische Impulse für ihre Ehe.** Brendow Verlag, Moers 2010

10 John Gray. **Männer sind anders – Frauen auch.** Willhelm Goldmann Verlag, München 1992

11 Aus: Daniel und Käthi Zindel. **Lieben, leiten, leben.** Neufeld Verlag, Schwarzenfeld.

12 Eine Kurzzusammenfassung finden Sie auf: www.motivationsseminare.ch/download.

13 Christa Meves. **Ehe-Alphabeth.** Christiana Verlag, Stein am Rehein 39. Auflage, Seite 87

14 Reinhold Ruthe. **Duett statt Duell. Wie Ehe und Partnerschaft gelingen.** ERF Verlag, Südtirol, 5. Auflage 2005

15 Gary Chapman. **Die fünf Sprachen der Liebe. / Wie viele Sprachen spricht dein Herz? / Die fünf Sprachen des**

Verzeihens. Die Kunst wieder zueinander zu finden. Francke-Buchhandlung GmbH, Marburg an der Lahn.

16 David Hollenstein. **Ich liebe dich! Ich liebe mich!** Adonia Verlag, Brittnau, Seite 107

Weiterführende Literatur

Hans-Joachim Eckstein. **Lass uns Liebe lernen! Briefe, Gebete und Meditationen.** Hänssler-Verlag, Neuhausen- Stuttgart 4. Auflage 1983

David Hollenstein. **Das Kilimanjaro-Prinzip der Ehe.** Adonia Verlag, Brittnau

Reinhold Ruthe. **Mimosen und Dickhäuter.** Brendow Verlag, Moers 4. Auflage 1990

Christian Thiel. **Wieso Frauen immer Sex wollen und Männer immer Kopfschmerzen haben.** Südwest-Verlag, München 2014

Lawrence J. Crabb. **Verstehe wer du bist. Was unsere Beziehungen über uns aussagen.** Brunnen Verlag, Basel 2009

Max Lucado. **Ganz du selbst! Deinen Platz im Leben entdecken.** Hänssler Verlag, Holzgerlingen 2002

Dr. Henry Cloud/Dr. John Townsend. **Nein sagen ohne Schuldgefühle. Wie man sich vor Übergriffen schützt.** Hänssler Verlag, Holzgerlingen 7. Auflage 2002

Cornelia Mack. **Meinen Platz im Leben finden.** Hänssler Verlag, Holzgerlingen 2013

W. Hugh Missildine. **In dir lebt das Kind, das du warst.** Klett-Cotta. Stuttgart 16. Auflage 2004

Kevin Leman. **Geschwisterkonstellationen. Die Familie bestimmt ihr Leben.** Mvg-Verlag, München 6. Auflage 2004

Cornelia Mack. **Geschwister. Wie sie das Leben prägen.** SCM Hänssler, Holzgerlingen 2013

Norman Wright. **Geschwister forever.** Francke-Buchhandlung GmbH, Marburg an der Lahn 2001

Fritz Riemann. **Grundformen der Angst.** Ernst Reinhardt GmbH & Co KG Verlag, München 1961/2007

Reinhold Ruthe. **Typen und Temperamente. Die vier Persönlichkeitsstrukturen.** Brendow Verlag, Moers 1993

Richard Rohr/Andreas Ebert. **Enneagramm. Die 9 Gesichter der Seele.** Claudius Verlag, München 47. Auflage 2013

Stephen R. Covey. **Die dritte Alternative. So lösen wir die schwierigsten Probleme des Lebens.** Gabal Verlag GmbH, Offenbach 2012

Wikipedia. **Geschwisterforschung,** 22.08.2012: http://de.wikipedia.org/wiki/Geschwisterforschung

T. Baier: **Die längste Liebe des Lebens.** 03.03.2010. http://www.sueddeutsche.de/wissen/geschwisterforschung-die-laengste-liebe-des-lebens-1.6717